suncolor

*Trust Life*

# 每一天
# 愛自己

世界最知名身心靈出版社創辦人
露易絲·賀
366篇療癒經典收錄

Love Yourself Every Day with Wisdom from Louise Hay

露易絲·賀 Louise L. Hay / 著

謝佳真 / 譯

suncolor
三采文化

# 用愛祝福這個世界
## FOREWORD

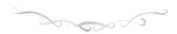

　　我最後一次見到露易絲・賀，是在她辭世前一個月左右，那時我跟她提出了一個方案，說何不從她最棒的幾本著作裡擷取精華，編一本一年份的文摘集。「哇，我好愛你的點子！」露易絲興奮地說，緊緊握住我的雙手，神情就像剛收到生日蛋糕的小女孩。儘管她身體虛弱──畢竟，她都九十歲了──但她神采奕奕，充滿幹勁。

　　我也很激動，我告訴她：「把妳最愛的教誨集結成冊，是讓讀者可以天天與妳同在的好方法。他們可以跟妳共進早餐、一起冥想，還可以把妳放在洗手間的架子上（露易絲聽到這裡噗哧大笑），通勤時閱讀妳，一整天都帶著妳。」

　　「你知道嗎？其實，我每天晚上都跟全世界各地千千萬萬人的人一起上床！」露易絲說，眼睛閃著光。

　　「我知道。」我說。

　　「還有你知道嗎？我每天早上也跟千千萬萬的人一起醒來！」露易絲說，她指的是世界各地的數百萬名粉絲，都已經習慣使用她的肯定語來展開與結束每一天的生活，無論他們是看書，或聽她的錄音課程。

露易絲是自助運動的開創者，數十年來成為偶像人物的她，從來不曾把自己塑造成無所不知、永不犯錯的導師。事實上，她總是強調，只有你才可以療癒你的人生。她不過是在這裡引導你上路，讓你記起自己的真實本質：強大、充滿愛，以及討人喜愛。二〇〇八年，《紐約時報》給了她一個頭銜——新時代天后，然而她成為新時代天后的歷程一點都不輕鬆，也不傳統。

## 走過死蔭低谷，成就露易絲・賀之路

　　露易絲在自己的著作中，勇敢而坦率地分享了她的人生故事，包括遭到繼父虐待、被鄰居強暴，以及高中輟學、懷孕，並在十六歲生日把剛出生的女兒送人收養。「我沒有勇氣自殺，但我曾經每天祈禱自己早日死去。」露易絲有一次這麼告訴我。「我的人生很痛苦，但我還是一路跌跌撞撞，莫名地走過來了。」

　　然後她搬到芝加哥，有什麼工作就做什麼。「我逃離了在家裡遭受的虐待，但不管走到哪裡，都會遇到更多的虐待。」露易絲回憶道。一九五〇年，她前往紐約市，成為高級時裝模特兒，合作的設計師包括比爾・布拉斯（Bill Blass）、寶琳・崔格（Pauline Trigère）、奧列格・卡西尼（Oleg Cassini）等人。在紐約時，她邂逅並嫁給了英國商人安德魯・賀（Andrew Hay），然後夫唱婦隨地走遍世界各地，晉見過王室成員，甚至曾經出席白宮的晚宴。

結婚十四年後，安德魯為了另一個女人離開了她，她的世界崩毀了。「我發現自己又跌到谷底！」露易絲告訴我。「那個谷底更糟糕，我只想鑽到谷底的大石頭底下，從此消失。」

有一天，朋友邀請露易絲前往宗教科學第一教會（First Church of Religious Science）聽演講。「我差點沒去，幸好我去了。」露易絲說。「那天晚上，我聽到有人說：『如果你願意改變想法，就可以改變人生。』我內心的聲音告訴我：『請認真聽。』於是我照做了。」

一夜之間，露易絲成了形而上學及新思潮（New Thought）靈性思想的狂熱學生。她最愛的作者，包括赫赫有名的佛羅倫斯·斯科維爾·希恩（Florence Scovel Shinn）、歐內斯特·霍姆斯（Ernest Holmes）與埃米特·福克斯（Emmet Fox）。「那時我已經很多年沒摸過書了，就這麼開始天天啃書。」她回憶道。「我準備好了，而學生準備好了，老師和教誨就會出現。」露易絲接受培訓，成為宗教科學教會的治療師，後來前往愛荷華州的費爾非（Fairfield），就讀瑪赫西大師（Maharishi Mahesh Yogi）開設的大學，並跟隨瑪赫西大師學習超覺靜坐。

在露易絲所稱的「宗教科學學校」，她學到了很多關於疾病和造成疾病的心理模式，並洞悉兩者之間的關聯（露易絲總是把疾病〔disease〕寫成不適〔dis-ease〕，以強調身體的任何症狀，都與你自己或環境中出現的某種不協調有關）。露易絲開始從她讀過的書、治療過的病人，以及自己的想法和研究中收集訊息。後來，由於許多看過她筆記的人大力鼓吹，露易絲把這些筆記整理成一本藍色的小冊子，標題是《什麼會傷

人》（暫譯，*What Hurts*），而且一口氣就印了五千本。「有些朋友很擔心我多印了四千本，怕我虧錢！」她告訴我。結果她的朋友白操心了。這本被大家暱稱為「小藍書」的作品，不到兩年就銷售一空。露易絲相信確實有人需要這些訊息，於是她把原有的內容擴充，寫成了《創造生命的奇蹟：身體調癒A-Z》（*Heal Your Body*）一書。

就在這個時候，露易絲子宮頸癌確診。「又一個谷底！」她喊道。「但這一次不一樣。我的老師告訴說：『露易絲，妳吃了這麼多苦，不是為了現在死掉。妳還有一輩子要活，是時候把妳的知識付諸實踐了。』所以，我就這麼做了。」露易絲為自己擬定了一個治療方案，幫助自己療癒生命。她落實新思潮的原則，專注於寬恕，並與治療師、營養師、身體工作者的醫療團隊合作，幾個月後，醫生確認她的癌症消失了。

一九八四年，露易絲創辦了賀氏書屋（Hay House），並正式出版了她的書《創造生命的奇蹟》（*You Can Heal Your Life*）。這本書收錄了小藍書的內容、她在廣受歡迎的工作坊裡的公開教導，以及她經手過的個案與朋友的故事。《創造生命的奇蹟》一炮而紅，在全世界售出了五千多萬本，讓露易絲成為歷史上最暢銷的女作家之一——名列第四，前三名是 J. K. 羅琳（J. K. Rowling）、丹妮爾・斯蒂爾（Danielle Steel）與芭芭拉・卡德蘭（Barbara Cartland）。不僅如此，這本書還催化出全新類型的自助書籍。

露易絲最讓人難忘的一件事，大概是一九八〇年代在愛滋病流行期間，為愛滋病患者開創先河的付出。當時的醫界對愛

滋病束手無策，而一般人更是對愛滋病患者避之唯恐不及。愛滋病患者成了最新的邊緣人，生活在恐懼及恥辱之中，對自己生病的事祕而不宣。然而，露易絲沒有被嚇到，她挺身而出，在六年半的時間裡，每個週三的夜晚都會為 HIV（人類免疫缺乏病毒）帶原者及愛滋病患者主持支援性的小組聚會。

　　「有位客戶私下問我，是否願意為愛滋病的男病友主持聚會。我說沒問題。事情就是這樣開始的。」露易絲告訴我。第一次聚會是在露易絲家的客廳裡舉行，有六名男士出席。「我告訴他們，我們要做我一直在做的事，也就是專注於愛自己、寬恕，並放下恐懼。我還告訴他們，我們不會坐在那裡玩『比慘』遊戲，因為那對誰都沒有好處。」

　　每週的例行聚會，參加的人數增加得很快，變成了大家口中的賀宅夜遊（Hayride）*。「最後，我家的客廳塞進了近九十名男子。我都不曉得鄰居是怎麼看我們的！每週我們都會談心，一起哭、一起唱歌，還會做鏡子練習和其他各種療癒自己、療癒彼此及療癒地球的冥想。每次聚會結束時都會擁抱彼此，這有助於愛的交流，要找搭便車的對象也非常方便。」露易絲笑著回憶道。

　　西好萊塢（West Hollywood）意識到露易絲受歡迎的程度，以及她工作的重要性，特別提供了可容納數百人的場地。

---

* 編按：Hayride（直譯為乾草騎）是美國傳統的活動之一，通常是在秋季農作物收割後，全家人一起乘坐墊有乾草的拖拉機或馬車進行娛樂性的出遊或夜遊。此處是因為露易絲的夫姓 Hay 才有這樣的戲稱。

「後來，我們週三的晚間聚會有近八百人參加。這時來的不只是男愛滋病友，而是男女都有，包括他們的家人。只要誰的母親第一次到場，我們都會起立為她鼓掌，表示歡迎。」

丹尼爾·佩拉塔（Daniel Peralta）是露易絲的摯友，一九八六年一月他第一次見到露易絲時，是參加賀宅夜遊的一場電影首映，片名是《敞開大門：對愛滋病的正向做法》（*Doors Opening: A Positive Approach to AIDS*）。「露易絲·賀讓我認識無條件的愛。」丹尼爾告訴我。他曾經寫了一篇文章介紹賀宅夜遊，文中提到露易絲的仁慈和慷慨：「露易絲·賀正在引領一種新的可能性，一種新的存在方式。她讓我們學會愛自己，並列出實際的步驟來啟動這個過程。她溫柔地邀請我們以一種全新的方式來跟自己獨處，練習自我接納及自我照顧。這不只打動人心，又有療癒效果。我清楚記得露易絲擁有這種了不起的本領，她能很快就凝聚一群人的向心力，讓大家一心一意地團結在一起。」

一九八八年三月，露易絲在同一週內收到《歐普拉秀》（*The Oprah Winfrey Show*）及《唐納修秀》（*The Phil Donahue Show*）上節目的邀請。在這兩個日間節目露臉後，她的書《創造生命的奇蹟》登上《紐約時報》的暢銷書排行榜，而且蟬聯了十三週。如今在美國及世界各地，露易絲·賀成了家喻戶曉的名字。

所幸，露易絲請了助手，並在一九八七年正式為賀氏書屋申請公司登記；事實證明這群助手的實力，足以迎接露易絲聲名大噪之後的挑戰！最幸運的是，她錄用了一位名叫里德·崔

西（Reid Tracy）的二十五歲會計師，里德力爭上游，於一九九八年晉升為公司總裁，帶領賀氏書屋成為療癒與自助運動的國際領導品牌。賀氏書屋除了出版業務，事業版圖還擴展到錄音、牌卡、影片、線上課程及國際工作坊等等。賀氏書屋在澳洲、英格蘭、南非和印度都設立了辦事處，因此露易絲不論在世界的哪一個角落都能有家的感覺。

雖然賀氏書屋一開始是分享露易絲的教導，但很快便迎來了其他人加入這個大家庭，包括偉恩・戴爾（Wayne Dyer）、瑪莉安・威廉森（Marianne Williamson）、凱若琳・密思（Caroline Myss）、狄帕克・喬布拉（Deepak Chopra）等等引領潮流的作家及導師。在二〇一五年賀氏書屋世界高峰會（Hay House World Summit）的訪談中，露易絲告訴我：「當然，首先我要我們（賀氏書屋）在財務上取得成功，這樣才能支付薪水、照顧每個人，但我也有一個更遠大的願景。我從那時候就知道賀氏書屋的真正目標，直至今天我仍如此相信，那就是協助創造一個大家可以安心去愛的世界。我們印行的每一本書，都是在用愛祝福這個世界。」

到了晚年，露易絲退出賀氏書屋的日常營運工作，更專注於她的慈善組織——創辦於一九八六年的賀氏基金會。「我想親眼看到這個世界完成療癒，圓滿而完整，每個人都能衣食無缺、安居樂業。」當她開始支持許多有意義的理念時，她肯定地說道。賀氏基金會鮮少張揚它對這個世界的愛心活動，這也是露易絲的意思。露易絲非常清楚，我們療癒自己的生命不僅僅是為了自己，也是為了讓自己可以在這個世界上成為愛的存

在──一個因為愛自己而愛別人的人。

# 關於你手上的這本書

　　為了向露易絲的人生與事業致敬，你現在手上的這本書集結了她最精彩的作品，從中摘取她最啟迪人心的教導。露易絲一生的著作超過三十本，其中包括自助書、健康書、食譜、童書系列，甚至還有一本著色本！她還與其他作家合作寫書，例如與雪柔·李察森（Cheryl Richardson）合著《創造生命的奇蹟：你的人生不一樣》（*You Can Create an Exceptional Life*），與我（羅伯特·荷登）一起寫的《生命愛你》（暫譯，*Life Loves You*）。她創作牌卡、錄音課程，以及《我能做到！》（暫譯，*I CAN DO IT!*）年曆。希望你閱讀本書的每日書摘時，能窺見露易絲每一部作品裡蘊含的智慧，從而吸引你去找她的其他作品來看。

　　這本書有三百六十六則書摘，一天一則，還包括潤年多出來的一則。每日書摘都以一句露易絲的肯定語作為標題供你練習，下方是一則啟迪心靈的摘文，值得你深思與運用。我在篩選每一則書摘時，都想像露易絲跟我坐在一起，就像我們合寫《生命愛你》那時候一樣。事實上，我在書桌旁還多擺了一張椅子──露易絲的椅子。我每挑選一則書摘，就會在心裡詢問露易絲是否滿意。如果收到的答覆是滿意，就放進書裡；如果不是，就拿掉。

　　露易絲是靈性的實用主義者，她不是只對理論感興趣，同

時也很重視什麼有用、什麼有幫助。在《創造生命的奇蹟》一書，露易絲寫道：「我熱愛『如何做』。除非我們知道如何套用理論、做出改變，否則全世界的理論都是無用的。我一向是個務實、講求實效的人，非常需要知道怎麼做事。」因此，我確信這本書的每一則書摘都會為你提供靈性的實修方法，真正改變你每一天的經歷，讓每一天都變得不一樣。

在這本書中，我盡力讓露易絲畢生志業的幾個核心主題能均衡地貫穿全書。比如說，我不想把所有關於愛自己的書摘都集中放在二月或九月。難道在其他月份就不要愛自己了嗎？為了做到這樣的取捨標準，我參考了自己歸納的清單，整理出露易絲的十大核心教導——在露易絲離世後不久，我便在她的臉書頁面上，與她的數百萬名粉絲分享了這份清單，作為對她的特別獻禮。

以下這十大教導並不是決定性的、權威性的，但我由衷希望這能夠成為輔助你使用本書的一個寶貴工具。

## 一、鏡子練習

露易絲是鏡子練習的先驅：面對鏡中的自己，深深凝視自己的眼睛，複誦關於自己的正向訊息。如果你是她的朋友，你們很可能會一起做鏡子練習。我們合寫《生命愛你》的時候，大部分的對話都是在露易絲客廳中一面落地鏡前面進行的。

露易絲將生命視為一面鏡子，它會映照出我們與自己的關係。如果我們能夠不帶批判或羞恥地直視生命之鏡，便會看見真實的自己，我們會原諒自己、更愛別人，還會讓生命愛我們。

露易絲推薦每個人做鏡子練習，這是破除愛自己的障礙最迅速有效的一個方法。她在《愛的心靈工程：為你創造生命的奇蹟》（*Love Yourself, Heal Your Life Workbook*）一書中寫道：「當大家帶著問題向我求助，不管是什麼問題──健康狀況不好、錢不夠用、感情失和、創意被扼殺──只有一件事是我著力最深的，那就是愛自己。」她鼓勵每個人每天一次，對著鏡中的自己說：「我愛你，我真的愛你。」她會說：「別害羞，這只是換個方式說生命愛你！」

## 二、選擇發自內心的想法

　　露易絲是「肯定語天后」，她把世界視為一種心態。她在《創造生命的奇蹟》一書中寫道：「我們唯一要處理的就是想法，而想法是可以改變的。」她還說：「不管面臨什麼問題，我們的遭遇只是內在想法的外部效應。即便你討厭自己，那也只是你對自己的一個想法而已。」

　　於是，肯定語就派上用場了。無論我們說什麼、想什麼，都是在認可或肯定我們生活中的經歷──而我們所說和所想的，有極大一部分都偏負面。當我們改變對自己（或別人）的看法時，我們在這個世界的經歷也會隨之改變。使用積極、正向的第一人稱來陳述時，就是在生活中認可並創造出更多我們真正想要的東西。我們正在重新訓練自己的思維與說話方式，使之成為我們選擇的模式。

　　露易絲透過改變自己的想法，從而療癒了她的生命。她曾經對我說：「我的第一句肯定語是我很美，而且每個人都喜歡

我。一開始我自己都不相信，但還是一遍又一遍地背誦。大約三天後，我注意到人們開始對我友善了起來。在我該停車的地方，旁邊就有停車位；紅燈轉成了綠燈，讓我準時抵達目的地。我的第一句肯定語改變了我的生活經驗。這是奇蹟。」

露易絲鼓勵我們所有人檢視自己的想法，然後選擇我們的想法。她說：「要想對你有用的念頭！」選擇發自內心的想法，那會是充滿愛的肯定語，然後把它帶進你的生活。不要光說不做，只是嘴上說著肯定語，對你無益。大聲唱出來，就在鏡子前面。把肯定語貼在冰箱上、寫在手上，然後真心實意地照著肯定語來生活！

## 三、聆聽你內在的鈴聲

露易絲很愛談論「內在的鈴聲」，這是她對靈性指引的暱稱。她在《創造生命的力量》（*The Power Is Within You*）一書中寫道：「我相信我們的心智永遠跟『一』的無限心智（One Infinite Mind）連線，所以我們隨時都可以取用一切的知識與智慧。我們連結著這個無限心智，連結著創造我們的宇宙大能（Universal Power），而連結的管道就是我們內在的光芒——我們的高我，或者說是內在的大能。」

露易絲學會按照指引來生活，她信任自己內在的聲音。「自從我踏上靈性道路的第一步，就覺得凡事都不受我控制了，我也不需要試圖掌控什麼。生命總是給我需要的一切，而我就只是回應出現的所有事情。」她在《創造生命的奇蹟：你的人生不一樣》，如此告訴與她合寫這本書的雪柔・李察森。

露易絲最愛的靈性修持之一是靜靜坐著，最好是坐在鏡子前面，與她內在的鈴聲連結，然後問：今天你想讓我知道什麼？

## 四、原諒任何人、任何事

「妳是如何變成露易絲·賀的？」我曾經在一次訪談時問過她。

露易絲只用兩個字回答：「寬恕。」

「要是我沒有原諒那些傷害過我的人，就不會有今天的我。我不會為了他們以前做過的事而懲罰今天的自己。」露易絲在《創造生命的力量》寫道。她對原諒的定義非常簡單，就是放下過去，她說這是通往自由的道路，也是為未來畫上明亮新色彩的一個必要的「奇蹟配料」。

《奇蹟課程》（A Course in Miracles）剛出版的時候，有人送了一本給露易絲，書中對寬恕的教導給了露易絲許多啟發。她在《創造生命的奇蹟》寫道：「《奇蹟課程》一遍又一遍地說，寬恕是幾乎所有事情的解答。」

## 五、為今日感恩

我在《生命愛你》這本書一開始，分享了露易絲和朋友在感恩節共進午餐的小故事，來說明在露易絲的心目中，感恩是一種日常的靈性修持——而不是偶一為之的儀式。每天早上，她都會先感謝床鋪讓她一夜好眠！接下來這一整天，也隨時心誠意正地踐行感恩。我印象最深刻的是，她會感謝自己使用的電腦、車子、水壺等等無生命的物件，感謝它們能夠表現得如

此出色。「當我記得感恩時，我會更享受每一天的生活。」她告訴我。

　　露易絲明白感恩是一種認可，你越懂感恩，越會找到更多感恩的理由。露易絲寫了很多年的感恩日記，她在《感恩：一種生活之道》（暫譯，*Gratitude: A Way of Life*）寫道：「晚上，就在睡覺之前，我會回顧這一天，祝福並感恩我的每一個體驗。如果我覺得自己犯了錯，或是說了不得體的話，或是做了不太好的決定，我也會原諒自己。」

## 六、照顧好你的身體

　　在去陪伴露易絲的前一晚，我收到了她的電子郵件：「帶上短褲，你要跟我一起上愛莉的皮拉提斯。沒錯，你要上課。要不然，你就得穿我的短褲上陣了。」她寫道。愛莉‧凱卓（Ahlea Khadro）是露易絲的物理治療師，在露易絲生命的最後二十年，主要是由她負責照顧露易絲的健康。露易絲跟著愛莉研究營養學、練習瑜伽和皮拉提斯、學習煮大骨湯，並在愛莉家的一小塊土地上栽種有機蔬果。她們兩人與海瑟‧丹恩（Heather Dane）合寫了一本書，書名是《愛自己，好健康》（暫譯，*Loving Yourself to Great Health*）。

　　露易絲告訴我們，你真正的身分是你的內在靈性，而不是外在的肉身。但是，她也主張，照顧好身體是一種愛自己的行為。露易絲教導我們：「原諒自己以前沒有善待身體，從今天開始，用愛與尊重來對待身體。」我用愛來聆聽身體的訊息，是露易絲最喜歡的肯定語之一。每天，她都會抽出時間安靜下

來，將注意力聚焦在身體上，詢問她的內在鈴聲：今天我可以如何愛我的身體？

## 七、現在正在創造你的未來！

露易絲說自己大器晚成，就像她說的那樣，她一路「跌跌撞撞」走到了坐四望五的年紀。五十歲時，她出版了自己的第一本書；六十歲時，她創辦了賀氏書屋及賀氏基金會。她的後半生充滿了新的開始，每個新年伊始，露易絲都會帶著覺知設定意圖，包括追求靈性上的成長、努力學習新事物，以及計畫去從未去過的地方旅行。

露易絲欣然接受自己日漸老去，她沒有把年紀當作停止學習與成長的藉口。她喜歡說：「我活在各種可能性之中。」她意識到，每一個新的十年都帶來了各自的智慧與禮物。「我能夠使力的時間點，永遠是在當下這一刻。」她肯定說道。

二〇一三年，我在賀氏書屋首度舉辦的新活動「點燃！」（IGNITE!）開幕典禮上致辭。前一天，我發電子郵件給露易絲，問她有沒有什麼話想對聽眾說。以下是她給我的回信：

我做的每一件新鮮事都點燃了我的生命。
勇敢踏進新領域，是如此令人興奮。
我知道前方只有好事等著我，
所以不論生命要給我什麼，
我都做好了準備。
新的冒險讓我們永保青春，

而向四面八方送去愛的想法，

讓我們的生活充滿了愛。

八十六歲是我人生的新起點。

## 八、對你的人生說 Yes

露易絲喜歡說自己是住在「沒問題宇宙」的一個「沒問題先生」，也就是「凡事都說好」的人。她在《創造生命的奇蹟》中寫道：「不論我們選擇相信什麼、想什麼、說什麼，宇宙總是跟我們說 Yes。如果我們想著貧窮，宇宙會說 Yes；如果我們想著繁盛，宇宙同樣會說 Yes。所有一切都是我們說了算。」重點在於，注意你在對什麼說 Yes，因為你將會把自己認可的東西吸引過來。

「我所做的，就是傾聽自己內在的鈴聲，然後說 Yes。」露易絲回顧自己成為作家、演講人、出版商、導師、藝術家及行動主義者的所有工作後，這樣對我說道。對露易絲來說，說 Yes 代表很多意思：接受療癒生命的責任；願意對著鏡中的自己說「我愛妳，我真的愛妳」；鼓足勇氣撰寫並出版她的小藍書；答應主持賀宅夜遊；創辦一家出版公司。其中最重要的是，信任「一」的無限智慧會指引她前進的每一步路。

## 九、記得樂在其中

露易絲的前半生沒什麼樂趣可言，但是她的後半生完全彌補了這一切。很大程度上，這要歸功於她與自己的內在小孩所做的療癒工作。

露易絲鼓勵大家要跟自己的內在小孩互動，後來她把這稱為內在小孩遊戲。她教導我們必須願意去愛自己的內在小孩，才能成長為一個成熟、明智的大人。「對你的內在小孩說 Yes。」露易絲說：「關心你的內在小孩。你越是愛他（或她）、接受他（或她），便能越早療癒你的過去、走進現在，然後走出來玩樂。」

七十歲時，露易絲還去上兒童繪畫班。她回憶道：「我小時候很愛塗塗畫畫，但是開始受虐後就停下了。」七十五歲時，露易絲從兒童繪畫班畢業，改上成人班。之後十年，她追隨過好幾位繪畫老師，包括在地畫家琳達‧邦德斯（Linda Bounds）。八十七歲時，露易絲在加州維斯塔（Vista）市中心的大街藝術脈動畫廊（ArtBeat on Main Street Gallery）首度舉辦個人的公開畫展。這一場畫展大受歡迎，原訂展出兩週被延長到六週。一共售出幾百幅複製品，每一幅都有露易絲的親筆簽名，所得全部捐給了賀氏基金會。

## 十、讓生命愛你

露易絲最後一次上《歐普拉秀》時，歐普拉說有些人認為再談什麼改變或成長都已經太遲了，問露易絲會給這樣的人什麼建議。露易絲加強語氣地回答：「好好再想想！別因為你長久以來都相信某件事，就代表你永遠都要這樣想。擁抱那些能支持你、鼓舞你的想法。你要明白，生命是愛你的。如果你愛生命，美好的事就會降臨。」

「生命愛你」是露易絲的招牌肯定語，這句話最能體現她

人生與志業的核心思想。在簽書會上，面對排隊的書迷們，露易絲會認真地在每一本書都寫下生命愛你。她會在電子郵件的結尾處寫生命愛你，會在結束電話及 Skype 時說生命愛你。她所說的生命，指的是在萬事萬物背後運作的那個「一」的無限智慧。

然而，生命愛你不僅僅是一句肯定語，更指出了對人生抱持基本信任的處世哲學，鼓勵我們相信生命（「一」的無限智慧）、追求至善，我們越是熱愛生命，生命就會給我們越多愛。在這條信任的道路上，第一步是願意讓愛走進來。多愛自己一點，才能夠真心誠意地多愛彼此一點。如此，我們在這個世界上，便會成為愛的化身——一個由衷肯定「我愛生命，生命愛我」的人。

——羅伯特・荷登（Robert Holden）
《生命愛你》的共同作者

# 生命的每一刻都是嶄新的起點

在我無限生命的這一世中，
一切都完美、圓滿而完整，卻又總是在變化。
沒有開始，沒有結束，
只有不斷循環再循環的本質與體驗。
生命從來不會卡死、停滯或陳腐，
因為每時每刻都是嶄新的。

我與創造出我這個人的大能是一體的，
而大能賦予我開創境遇的力量。
我很高興地知道，自己擁有心智的力量，
可以隨心所欲地使用。

生命的每一刻都是走出舊路的新起點，
就在此時此地，
這一刻就是我的新起點。
在我的世界裡，一切安好。

# 就在這一年，我要用心改變

　　你們很多人都會制定新年新計畫，卻鮮少能從改變內心做起，於是往往很快就放棄了。除非你改變內在，願意對自己的心下功夫，否則外在一切都不會改變。你唯一需要改變的，就是想法，也只有想法。即便你自我厭棄，那也只不過是你對自己的一個想法而已。

在這一年，你可以為自己做什麼好事？

在這一年，你想做什麼去年沒做的事？

在這一年，你想放下什麼去年緊抓不放的東西？

你想要對自己的生活做哪些改變？

你願意努力，好帶來那些改變嗎？

# 安心向內看

　　你是誰？你為什麼在這裡？你有什麼人生信念？幾千年來，要尋找這些問題的答案，都要往內走。不過，這代表什麼意思呢？

　　我相信每個人的內在都有一股力量，它慈愛地引領我們走向完美的健康、完美的感情、完美的事業，並帶給我們各式各樣的富足。要擁有這一切，首先我們必須相信以上種種是有可能的；其次，我們必須有意願地放下某些生活模式，那些我們一直念叨著不想要的境遇，其實就是這些模式造成的。

　　至於方法就是向內走，挖掘內在的力量，因為只有它洞悉什麼對我們才是最好的。如果願意把生命交付給這個比我們更偉大、愛我們、支撐我們的內在力量，我們便能打造更有愛、更富足的生活。

# 我置身在愛之中

　　每個人都有能力更愛自己，每個人都值得被愛。我們值得好好生活、健健康康、被愛也愛人，還要過得富足、快樂；而我們內在的那個小孩，值得成長為一個出色的大人。

　　所以好好看看，你就置身在愛之中。看到自己快樂、健康、完整，看到生活就像你夢寐以求的那個樣子，放進所有細節。你知道，你值得這一切。

　　然後，汲取你內心的愛，讓愛開始流動，填滿你的身體，又從你溢流出去。觀想你愛的人坐在你的身邊，讓愛流向左邊的那些人，給他們送上安慰。用愛與支持來包圍他們，祝福他們美滿安康。再讓你的愛流向右邊的那些人，用療癒的能量、愛、平靜和光包覆著他們。讓你的愛在房間裡流動，直到你坐在一個愛的大圈圈裡，感覺愛不斷循環，從你身上流出去，然後再成倍地流回到你身上。

# 我相信自己擁有改變的力量

當你真正認同這些觀念，並將它們融入你的信念系統時，你就會變得強大；然後，問題往往會自動解決。你的目標，就是改變你對自己的看法，以及改變你對所生活的這個世界的看法。

1. 每個人都要對自己的境遇負責。
2. 我們的每一個想法都在創造我們的未來。
3. 每個人隨時都在面對怨懟、批判、愧疚及自我厭惡的有害模式。
4. 這些只是想法，而想法是可以改變的。
5. 我們要放下過去，原諒每個人。
6. 「當下」對自己的認可與接納，是正向改變的關鍵。
7. 我們能夠使力的時間點，永遠是當下這一刻。

製造麻煩的不是人、地或事物，而是你如何「解讀」這些人生事件，以及如何「回應」。你的人生由你負責，不要拱手交出自己的力量。學會深入了解你內在的靈性自我，並善用那股只為你好的力量來創造。

# 為自己創造美好的新信念

我的每一個想法、我說的每一句話
都是一種認可。不是正面認可，就是負面認可。
正面認可會創造正面的體驗，
而負面認可會創造負面的體驗。

種下的是番茄種子，只會長成番茄；
而橡實只會長成橡樹；小狗崽只會長成大狗。
如果我們一再重申對自己或人生的負面宣言，
只會不斷製造出更多的負面體驗。

現在的我，已經超越以消極角度
看待事情的固有習慣。
我養成了新習慣，只談論及認可
生活中想要擁有的美好。
這樣一來，也只有好事會來到我身邊。

# 生命很簡單：
## 我們給出什麼，便會得到什麼

　　我們對自己的看法，將會成為我們的事實。我相信
每個人，包括我在內，都得為人生的所有一切負責，不
論好事壞事都是自己招來的。我們的每個想法都正在創
造我們的未來。每個人都在以自己的想法和感受，創造
自己的經歷。我們的想法、所說的話語，都會創造我們
的經歷。

我們一手創造出自己的處境，
又交出自己的力量，卻把挫敗歸咎於他人。
沒有任何人地事物，可以左右或宰制我們，
因為「我們」是心智中唯一的思考者。
當我們在心智中創造出平和、和諧及平衡，
便會在生活中看到同樣的狀態。

# 我很美，而且每個人都喜歡我

　　對我來說，鏡子練習一開始並不容易。我最難說出口的話是露易絲，我愛妳。我流著淚，做了好多練習。每一回當我對自己說我愛妳，都會心生抗拒，無法一口氣說出來。但我堅持下來了，也很慶幸自己做到了，因為鏡子練習讓我的人生脫胎換骨。

　　　　有一天，我決定做個小小的練習。
　　　　我看著鏡子對自己說：
　　　　「我很美，而且每個人都喜歡我。」

　　當然，一開始我自己都不相信，但我對自己很有耐心，很快就覺得不會太難啟齒了。然後，在那一整天，不管我走到哪裡，都會對自己說：「我很美，而且每個人都喜歡我。」這讓我臉上露出了笑容。大家給我的回應也讓我很驚訝，每個人都很友好。那天我體驗到了一個奇蹟——一個愛自己的奇蹟。

# 我愛自己，也認同自己

愛是萬靈丹。愛自己，能夠在生活中創造奇蹟。我說的不是虛榮、自大或自命不凡，這些只是恐懼而不是愛。我說的是好好尊重自己，對我們奇妙的身體與心靈心存感激。

對我而言，愛是感恩，充盈著我的心，並向外溢流。愛可以流向四面八方，我可以因為以下這些而感受到愛：

- 生命的歷程
- 活著的喜悅
- 我看見的美
- 另一個人
- 知識
- 心智過程
- 我們的身體及身體的運作方式
- 動物、鳥、魚
- 形形色色的植物
- 宇宙及宇宙的運行方式

你還可以在以上的清單中，添加些什麼？

# 我溫柔地引導著自己的心智
# 去相信內在的智慧

沒有任何人地事物能夠宰制我，
因為我是心智的唯一思考者。

小時候，我將權威人士敬若神明，而現在我正在學
習把力量拿回來，成為自己的權威人士。現在，我接受
自己是力量強大又有擔當的人。當我每天早起冥想時，
都會連結自己的內在智慧。生命的課程非常充實，我們
逐漸明白自己既是學生，也是老師；我們每個人來此，
既是為了學習，也為了傳授。

當我傾聽自己的想法時，
我會溫柔引導心智去相信自己的內在智慧。
成長並綻放，將你在塵世的所有事務
交託給你的神聖源頭。
一切安好。

# 我珍惜自己的身體，妥善照顧

　　照顧好身體是愛自己的表現。隨著你越來越了解營養學，你會開始注意到攝取某些食物後的身體感覺。你會發現什麼食物能給你帶來充沛的體力，讓你精神抖擻。然後，你就會堅持攝取這些食物。

　　我們需要珍惜並保護自己所棲居的這個美好聖殿，而我相信善待身體的最佳方式，就是時刻牢記要愛惜身體。經常照鏡子，凝視自己的眼睛，並跟自己說你有多棒。每當你看到自己在鏡中的影像，都要給自己正面的訊息。不論你是什麼樣子，只管愛自己，不要等到你變瘦了、練出肌肉了，或者膽固醇下降了，才來愛這樣的自己。

現在就愛，你時時刻刻
都可以感覺到自己的美好，
因為你值得。

# 我願意愛自己

　　整天都做這個鏡子練習。早上起床後,你可以在浴室鏡子前做第一次練習,然後在接下來的一整天裡,每次路過鏡子或在窗玻璃看見自己的身影時,就做一遍。

1. 站或坐在鏡子前面。
2. 凝視自己的眼睛。
3. 深呼吸,說以下的肯定語:「我想喜歡你,我要真正學會愛你。去做就對了,好好玩吧。」
4. 再做一次深呼吸,說道:「我正在學著真正喜歡你,我在學著真正愛你。」
5. 這是第一個練習,我明白這可能有點難度,但請堅持下去。繼續深呼吸,注視自己的眼睛。當你說出以下的肯定語時,請加上自己的名字:我願意學著愛你,(名字)。我願意學著愛你。
6. 在接下來的一整天裡,只要經過鏡子或看到自己的身影,都要複述這些肯定語,即使只能在心裡默念也行。

# 完美的健康是我的神聖權利，
# 我現在就行使權利

我相信身體的每一種「病痛」，都是我們推波助瀾的結果。身體就和生命中的其他事物一樣，都是我們內在想法與信念的一面鏡子。只要肯花時間去傾聽，身體總是在對我們說話。我們體內的每個細胞，都會回應我們的每個想法。

一旦發現

某種病痛背後的心智模式，

我們就有機會去改變模式，

從而扭轉身體的不適。

大多數人都不想生病，

但每一種不適都是我們的老師。

身體透過病痛，讓我們知道自己的意識中存在著虛妄不實的觀念——我們所相信的、所說的、所做的、所想的，都有違我們的至善。我總是會把病痛想像成身體拉住我們，說道：「請多注意！」

# 每一天都是我的新起點

　　今天是嶄新的一天，是你開始創造喜悅、充實生活的日子。今天是你開始釋放所有限制的日子，也是你學習生命奧祕的日子。你可以讓自己的人生變得更好，而且你已經擁有了這樣的工具。這些工具就是你的想法及信念。

　　你所想的每個念頭、所說的每一句話，都是一種認可。內在的自我對話、喁喁私語，就是一個接一個的認可。不論你是否知道，你時時刻刻都在做這樣的認可。你正在用每一句話、每一個念頭，去認可並創造你的生命經歷。

　　正面的肯定語可以打開大門，是踏上改變之路的起點。本質上，你是在對潛意識心說：「我為自己負起責任，我覺知到自己可以做些改變。」有意識地選擇一些詞語，或是用以消除某些生命情境，或是有助於你為生命開創新局。

今天我開創全新又美好的一天，
以及一個美好的未來。
每一天都是新機會，昨天已經過去了，
今天是未來的第一天。
即便面對瞬息萬變的生活節奏，
我依然感到安心。

# 我的存在是美好的

　　當你是小嬰兒的時候，你是多麼完美。嬰兒什麼事都不用做，就很完美了；他們似乎也知道這一點。他們知道自己是宇宙的中心，不怕提出自己的需求，可以自在地表達所有情緒。小寶寶一發起脾氣，你一定會知道——事實上，所有人都會知道。而當小寶寶開心時，你也會知道，因為他們的笑容照亮了整個房間。他們充滿了愛。

　　沒有人愛的小寶寶，會活不下來。等我們年紀大了一點後，才學會如何過著沒有愛的生活，但小寶寶受不了這種日子。小寶寶也喜歡自己身體的每個部位，甚至包括自己的排泄物。他們有不可思議的勇氣。

　　你也曾經是這個樣子，我們都一樣。後來，我們開始聽進大人的那一套，他們把自己學會的害怕灌輸給我們，於是我們開始否認自己是美好的、精彩的。

　　當我輔導的案主想說服我，說他們有多糟糕或多不值得被愛時，我從來不相信。我的工作是把他們帶回到過去，回到他們懂得如何真正愛自己的那個時候。

# 我疼惜地擁抱內在小孩

　　我發現與內在小孩一起療癒過去的傷痛，成效最為可觀。不過，有時候我們無法與內在那個驚恐的小孩連上線。如果你的童年曾經活在恐懼與爭吵中，而現在的你也在精神上折磨自己，那麼你大概也會以同樣的方式來對待你的內在小孩。

即便你長大了，
內在小孩仍然無處可去。
你必須超越父母的限制，
你必須重新與內心裡那個
迷失的小孩建立連結。
這個孩子需要知道你在乎他。

　　現在花點時間，告訴你的內在小孩：「我在乎你，我愛你。我真的愛你。」這些話或許你常說，但針對的都是內在那個長大成人的你，所以開始跟這個小朋友說說話吧！想像你牽起孩子的手，連續幾天形影不離，看看你們會有什麼奇妙的快樂經歷。

# 透過愛的眼光來看自己

「我的第一次鏡子練習做得很不順。」露易絲說。

「怎麼回事？」羅伯特・荷登問道。

「我挑剔自己，而且找到了一堆毛病！」她笑著說。「喔，我眉毛不對、滿臉皺紋、唇形也有問題……我有一長串的清單」

「當時，妳是不是很想喊停？」

「沒錯，但我有一位信任的好老師，他幫助我安心地面對鏡子。他跟我解釋不是鏡子在批判我，而是我在批判自己。所以，我不用害怕鏡子。」

「所以，妳堅持下來了。」

「沒錯，過了一陣子後，我開始注意到生活上的一些小小奇蹟。」露易絲說。

「怎麼說？」

「嗯，紅綠燈似乎專門為了我變成綠燈；在平常不可能有空位的地方，找到了很棒的停車位。我跟上了生命的節奏，對自己更寬容，生活也變得更輕鬆。」

# 我願意原諒任何人、任何事

　　當我們生病時，就需要捫心自問，看看有沒有我們需要原諒的人。

　　《奇蹟課程》說：「所有不適都來自於不願寬恕的狀態。」以及「每當我們生病時，都得找一找，看看我們需要寬恕誰。」

　　我還要補充一點：你覺得最難以原諒的人，恰恰是你最需要放下的人。原諒意味著放手或放下，這不是指寬恕對方的行為，而是讓整件事就此落幕。

> 我們不需要知道如何原諒，
> 所需要做的，
> 就只是願意去原諒。
> 有這個意願，
> 宇宙自會安排解決之道。

# 我相信生命會給我需要的一切

　　幾年前，有朋友邀請我去紐約的宗教科學教會參加一場講座。她不想一個人去，找了我作伴。我答應她了，不料我到了現場，她卻沒來。我猶豫著是否要繼續一個人待在那裡，最後我決定留了下來。

　　當時我聽到有個人說：「如果你願意改變想法，就能改變人生。」雖然這聽起來沒什麼，卻引起了我的注意，並且對我意義重大。我不明白原因為何，因為我不是個好學不倦的人。我記得有朋友一直遊說我去基督教女青年會上課，但我都興趣缺缺。然而，那一天的講座卻觸動了我，於是我決定回去待著，繼續聽下去。

　　現在，我可以看出那天朋友爽約確實是一樁好事。假如她來了，我的體驗大概會不一樣。

　　你看，一切都很完美。

# 我看到這個世界被包覆在
# 一個愛的大圈圈裡

　　想像自己站在一個非常安全的空間中，放下你的重擔、痛苦及恐懼，放下陳舊、消極、負面的模式與成癮。看著它們離你遠去。然後，看到你站在這個安全之處，張開雙臂說道：我是開放的，欣然接受一切——願意為自己聲明想要什麼，而不是不想要什麼。看到你自己是完整的、健康的、平靜的，而且充滿了愛。

　　在這個空間裡，感受你與世界其他人的連結。讓你的愛在心與心之間傳遞。把你的愛送出去，你知曉它會成倍地回到你身上。把你的安慰送出去給每個人，你知曉這些想法同樣也會回到你身上。

　　在這個星球上，我們可以待在仇恨的圈子裡，也可以待在愛與療癒的圈子裡。我選擇待在愛的圈子裡。我明白每個人想要的全無二致：和平與安全，以及心滿意足地發揮創意來表達自己。

　　這個世界成了一個愛的圈圈，多麼神奇；而世界，本就是如此。

# 建立有愛的世界，從我做起

　　我想略盡綿薄之力，幫忙建立一個人人都能安心相愛的世界，讓我們可以表達真實的自己，被身邊的人喜愛、接納，沒有批判、評斷、責難或偏見。

　　愛要從家裡落實。《聖經》說：「你當愛鄰人，如同愛自己。」但我們往往強調「愛人如己」，卻忘了後半句經文的「如同愛自己」。除非你能先從內在愛自己，否則就不可能真心愛別人。愛自己，是我們能送給自己的最重要禮物，因為當我們愛真正的自己時，就不會傷害自己，也不會傷害別人。一旦我們的內心得到平和，就不會有戰爭、不會有幫派、不會有恐怖分子，也不會有無家可歸的人；同時也沒有病痛、沒有愛滋、沒有癌症、沒有貧困，以及沒有飢餓。

　　因此，對我來說，這就是建立世界和平的處方。和平、理解、慈悲、寬恕，而最重要的，則是愛。我們內在有力量可以帶動這些改變。

# 我愛自己當下的樣子

　　究竟是什麼大能創造了這個不可思議的宇宙？它通常被稱為愛。神就是愛。我們時常聽到這樣的話：愛讓世界轉動。這是真的。愛是讓整個宇宙不分崩離析的紐帶。

　　在我看來，愛是打從心底的欣賞。當我說愛自己時，指的是我們要由衷地欣賞真正的自己，接納自己所有的部分——包括小小的怪癖、糗事、不拿手的事，以及所有美好的品質。我們用愛接納全部的自己，沒有任何條件。

很多人要等到自己減肥成功、

找到好工作、加薪、

交到男朋友後，才願意愛自己。

我們常常給自己的愛附加了不少條件。

但我們可以改變，

可以現在就愛當下的自己。

# 我可以選擇自己的想法

　　有一天，露易絲和羅伯特・荷登沿著露易絲家附近的一條自然步道散步，有高大的老尤加利樹為他們遮擋了明亮的陽光。他們討論起一條法則：你可以選擇自己的想法。

　　「這條法則到底是什麼意思？」他問露易絲。

　　她說：「意思就是想法本身沒有力量，而是你賦予了想法力量。」想法就只是想法，是我們意識中的其中一個可能性。唯有得到我們的認可，想法才會變得強大。「在你的腦袋裡，你是唯一的思考者，你可以選擇並決定哪個想法為真、哪個想法為假。」

　　我們唯一要處理的是想法，而想法是可以改變的——這是羅伯特最喜歡的露易絲・賀法則之一。大多數時候，我們會感到痛苦，是因為回應了自己的某個想法。痛苦是心智的產物，這意味著我們心理上確實正在受折磨。擺脫痛苦的方法，則是與你的心智做朋友，並提醒自己，你的想法是自己想出來的；而快樂只在一念之間。

# 我值得擁有自己的愛

鏡子練習做得越多，越容易上手。但請記住，這需要時間。因此，我才會希望你養成經常做鏡子練習的習慣。早上起床第一件事，先做一次鏡子練習。隨身攜帶一面小鏡子，這樣你就可以時常拿出來，看著自己說那些充滿愛的肯定語。

1. 站在鏡子前面。
2. 注視自己的眼睛。
3. 說肯定語時請加上自己的名字：「（名字），我愛你；我真的、真的愛你。」
4. 現在花點時間，多說二到三遍的「我真的、真的愛你，（名字）。」
5. 一遍又一遍地重複這個肯定語。我希望你能一天至少說一百遍。是的，沒錯：一天一百遍。我知道一百遍似乎不少，但說真的，等你抓到竅門後，一天說一百遍很容易。
6. 所以，每次走過鏡子前面或從玻璃上看到自己的身影時，都要複誦肯定語：「（名字），我愛你；我真的、真的愛你。」

# 我愛真實的自己，也接受這樣的自己

　　我愛自己，並接受真實的自己。不論我在哪裡，我都支持自己、相信自己、接受自己。我沉浸於自己內心的愛，我將手放在心口上，感受到愛就在這裡。就在此時此地，我知道還有很大的空間可以接納自己。我接受自己的身體、自己的體重、自己的身高、自己的外表、自己的性取向，以及自己的經歷。我接受我為自己創造的所有一切——包括我的過去和現在，也願意放手讓未來發生。

我是生命神聖的、精彩的示現，<br>
而我值得最好的。<br>
現在，我為自己接受這一切，<br>
接受所有奇蹟、接受療癒、接受完整。<br>
最重要的是，我接受我自己。<br>
我是珍貴的，我珍惜真正的自己，<br>
事實就是如此。

# 我所有的需求，總能得到滿足

創造出我們的大能，
也為我們創造了需要的一切。
是否值得收下，全由我們決定。

我們目前所擁有的，就是我們已經收下的部分。如
果想要不同的東西，或是希望多一點或少一點，光是抱
怨並不能如願；唯一的方式，是拓展自己的意識。

用愛來收下全部的帳單，
快活地開出支票，
要知道你所付出的，
都會成倍地收回來。

開始正面去看待「付帳單」這件事，帳單其實是好
東西。這表示別人覺得你很可靠，願意為你提供他們的
服務或產品，並相信你有能力償付。

# 「一」的無限智慧永遠對我說 Yes

　　我知道自己與所有生命是一體的。無限智慧環繞著我，滲透了我。因此，我全然仰賴宇宙以各種正向、積極的方式支持我。我所需要的一切，都已經在這裡等著我。這個星球上，有我吃不完的充足食物，有我花不完的富足金錢，有我認識不完的眾多人口，有我無法全部領受的愛，還有超乎我想像的無限喜樂。

　　「一」的無限智慧永遠對我說 Yes。不論我選擇相信什麼、想什麼、說什麼，宇宙永遠都會說 Yes。我不會把時間浪費在消極或負面的想法及事情上，我選擇以最積極的方式來看待自己和生命。我對機會與富足說 Yes，對所有的好事說 Yes。我是住在「沒問題宇宙」的一個「沒問題先生」，宇宙總會回應我，而我為這個事實歡喜。我很感謝自己與宇宙智慧合為一體，並得到宇宙大能的支持。神啊，謝謝祢，讓我此時此刻能夠享有這一切。

# 用愛為自己創造完美的健康

我與生命是一體的，
所有生命都愛我、支持我。
因此，我要聲明：
我隨時都保有完美的、充滿活力的健康身體。

我的身體知道如何保持健康，
而我給它餵養健康的飲食，
歡喜地鍛鍊身體。
我的身體愛我，
我也珍惜並愛著我寶貴的身體。

我與父母不同，不會選擇重現他們的病痛。
我是獨一無二的；
我會健康、快樂、圓滿地度過一生。
這是我存在的真相，我接受事實如此。
我的身體一切安好。

# 我隨時隨地都在發光

　　對我來說，此時此刻的身體是完美的，體重也是完美的。這是我自己選擇的處境。我很美，一天比一天更有魅力。我以前很難接受這樣的說法，但現在情況不同了，我對待自己就像對待一個被深愛的人。

　　我學會不時地犒賞自己一些健康的小點心與小享樂。這些愛的小小舉動滋養著我，我會做自己真正喜歡的事，比如享受安靜的時光、在大自然中散步、洗個舒服的熱水澡，或者能夠帶給我快樂的活動。

　　我喜歡照顧自己，也相信愛自己、做自己最好的朋友是 OK 的。我知道自己的身體充滿了星光，不管我人在哪裡，我都在閃閃發光。

# 我用愛對自己說話

　　愛自己的最佳方式，就是放下過往的一切負面訊息，活在當下這一刻。一般來說，在你年幼時，父母、師長及其他權威人士對你說的話，都會塑造你在自我對話（你在腦海裡對自己說的話）時的基本模式。因此，在以下這個鏡子練習中，我希望你能改變這種模式的自我對話。

1. 站或坐在鏡子前面。
2. 凝視你的眼睛。
3. 說出以下的肯定語：「無論我跟自己說什麼，都是出於愛。」
4. 反覆地說：「無論我看著鏡子跟自己說什麼，都是出於愛。」
5. 小時候你聽到的話，有哪些還在你腦海中揮之不去？例如，「你笨死了」、「你不夠好」……花點時間去處理這些負面話語，把它們改為正面的肯定語：「我是天才，有源源不絕的好點子」；「我是一個了不起的人」；「我值得被愛」。
6. 從這些正面的肯定語中，挑出一、兩句反覆念誦，直到你能自在說出口為止。

7. 在接下來這一天裡，每次經過鏡子前面或在玻璃窗看
   到自己的身影時，都要停下腳步，反覆聲明這些愛自
   己的肯定語。

# 我用愛去傾聽身體的訊息

　　帶你認識一下抄寫肯定語的神奇力量！抄寫肯定語可以
強化句子的力量。現在，為你的健康抄寫二十五遍肯定語，
你可以自己編寫，或是從下面挑一句：

　　　　我的療癒過程已經開始了。

　　　　我用愛去傾聽身體的訊息。

　　　　現在，我的身體煥發光彩，
　　　　　　充滿活力與動力。

　　　　我為我的健康感恩。

　　　　我值得擁有良好的健康。

# 我對內在的智慧一無保留

在我無限生命的這一世中，
一切都完美、圓滿且完整。
我相信有一種比我強大得多的力量，
每一天的每一時刻都流經我的身體。

我對內在的智慧一無保留，
我知道整個宇宙只有「一」這個大智慧。
「一」的大智慧知曉所有答案、
所有解決方案、所有療癒，以及所有新創造。

我信任這個大能與大智慧，
一切我當知曉的事，都會揭露給我知道，
而無論我需要什麼，
都會在正確的時空，以正確的順序到來。
在我的世界裡，一切安好。

# 付出愛，也被人愛著

　　我相信每個人都是自己決定在特定的時空交會點，投生到這個星球。我們選擇來這裡學習某種功課，好在靈性進化的道路上不斷前行。

　　要讓生命歷程以正向、健康的方式展開，其中一個方法是聲明自己的個人真相。選擇擺脫自我設限的那些信念，它們會一直否定你所渴望的優勢。聲明你要撤銷負面的思維模式。放下你的恐懼與重擔。到目前為止，我一直都很相信以下這些觀念，也覺得對我很有用：

1. 「我需要知曉的事，都會揭露給我知曉。」
2. 「我需要的一切，都會在完美的時空序列中到來。」
3. 「生命充滿了喜樂，也充滿了愛。」
4. 「我愛人、也被愛，我是討人喜歡的。」
5. 「我健康、精力充沛。」
6. 「無論我在哪裡都會成功。」
7. 「我願意改變，也願意成長。」
8. 「在我的世界裡，一切安好。」

# 我的高我對操控及愧罪感免疫

　　「幫助人們療癒愧罪感是我最重要的工作。」露易絲說道。「只要你認為自己不配,繼續怪罪自己,就會持續被困在一個對誰都沒有好處的故事裡。」

　　羅伯特‧荷登問露易絲,愧罪感有積極的用途嗎?她回答:「愧罪感唯一的積極作用就是提醒你,你已然忘了自己的真實身分,是時候記起你是誰了。」愧罪感是一個警訊,當你偏離自己的真實本質,或是行為不是出於愛時,愧罪感的警鈴就會響起。

　　「愧罪感不具任何療癒作用。」露易絲說。

　　「請解釋一下。」羅伯特請求道。

　　「對自己做過的事或是別人對你做的事產生愧罪感,並不會讓事情一筆勾銷。愧罪感也不能讓過去變得更好。」

　　「妳的意思是我們永遠都不應該有愧罪感嗎?」

　　「不是的。」露易絲說。「我的意思是,當你有愧罪感或認為自己不配或沒有資格時,就應該把這種感覺當成你需要療癒的訊號。」

　　「露易絲,那我們如何療癒愧罪感呢?」

　　「寬恕。」

# 我的事業就是做我喜歡的事

　　我把自己的事業交給神的大智慧來管理。不論從世俗的標準來看，我是否擁有自己的事業，我都是這個神聖智慧的器皿。「一」的大智慧是唯一的，而這個大智慧在我們太陽系的歷史上有過洋洋灑灑的輝煌紀錄，數百萬年來一直引領著每個星球沿著有序、和諧的路徑運行。我願意把這個大智慧當成我的合作夥伴，與強大的大智慧共事，我樂得輕鬆自在。

我從這個大智慧得到所有的答案、
所有的解決方案、所有的療癒，
以及所有的新創造與新點子，
讓我的事業能夠如此成功，
充滿了喜樂的祝福。

# 我信任自己所有的生命歷程

自從我踏上靈性道路的第一步，
就覺得凡事都不受我控制了，
我也不需要試圖掌控什麼。
生命總是給我需要的一切，
而我就只是回應出現的所有事情。

　　經常有人問我，當初是怎麼創辦賀氏書屋的，他們
想知道從我創立公司到今天的全部細節。我的答案始終
不變：我接電話、拆郵件，處理眼前的事情。

　　我就是這樣生活的，就像人生只是一步接著一步去
處理好每一件事。所以，賀氏書屋剛創立的時候，公司
裡只有我跟當年九十歲的老母親（她非常擅長黏信封及
舔郵票），賀氏書屋就是這樣發展起來的。

# DAY
# 37

# 每一天，富足都會以令人驚喜的方式流淌進我的生活

　　第一次聽到「每個人都可以取用宇宙的富足」這個概念時，我覺得是胡說八道。

　　「明明有那麼多的窮人，」我對自己說。「看看我都窮到快沒有指望了。」聽到「貧窮只是你意識中的一個信念」這種話，只會讓我更氣憤。許多年後，我才意識到並接受這樣一個事實：我的不富足，責任全在我身上。

　　我以前認為自己「不配」、「不值得」、「不應該得到」、「錢很難賺」、「我既無才華，也沒能力」，正是這些想法讓我深陷在「匱乏」的心智系統中。

　　錢是最容易顯化的！你對這句話有何反應？你相信嗎？生氣嗎？無感嗎？還是恨不得把這本書扔到房間另一頭？如果你有以上任何一個反應——太好了！這表示我已經觸動你內心深處那個在抗拒真相的部分，而這正是你要下功夫之處。是時候敞開你的心，去迎接金流及所有美好的潛力了。

# 我信任自己的內在智慧

聆聽你的內在指引並付諸行動,這是通往健康及幸福的道路。記住,你的健康必須由你踏出第一步,你的免疫系統會根據你照顧自己的能力,從中學習;而你的細胞,也正在透過你的想法和信念來學習。念誦以下的肯定語:

我愛護並照顧自己的內在小孩。
我信任自己的內在智慧,想拒絕時就拒絕,
想說好就說好。每天都在指引下,做出正確的選擇。

神聖智慧持續引導我,讓我明白什麼適合我。
每一天我都會聽從自己的指引,
我的直覺永遠跟我站在一起。
我相信直覺隨時都在,我是安全的。
我為自己發聲,想要什麼就開口請求。
我要拿回自己的掌控權。

# 生命支持我，而且愛我

　　當大家帶著問題向我求助，不管是什麼問題——健康狀況不好、錢不夠用、感情失和、創意被扼殺——只有一件事是我著力最深的，那就是愛自己。

我發現，當我們真正愛自己，
接受並認同真正的自己，
生活上的所有事情都會慢慢上軌道，
就像小小的奇蹟無處不在。

我們的健康會改善，會吸引更多的金錢，
人際關係會變得更加充實，
也開始能以富有創造力的方式來表達自己。
所有這些似乎不需要我們刻意努力，
就能水到渠成。

# 我的一天始於感恩，止於感恩

　　猜猜看，露易絲‧賀每天早上醒來會先做什麼？嗯，不是刷牙，不是如廁，也不是跳倫巴。我不是說她每天早上都不做這些事，但那不是她做的第一件事。

　　「當我醒來，在睜開眼睛之前，我會感謝我的床讓我一夜好眠。」露易絲說。

　　「露易絲，在我認識的人裡面，只有妳會謝謝床鋪讓妳睡個好覺。」羅伯特‧荷登告訴她。

　　「我很高興你終於認識一個會做這種事的人。」她說。

　　「這不太正常，不是嗎？」他開玩笑地說。

　　「我沒興趣當正常人。」她反駁道。

　　「大家都太在意自己是否正常了。」羅伯特說。

　　「我也有同感。」露易絲說。

　　「妳是從什麼時候，開始感謝妳的床的？」

　　「我不記得了。」她說，口氣就像她已經做一輩子了。

　　「是三十年前？四十年前？」

　　「以前有一段時間，我一覺醒來時會想，噢，該死！又是新的一天了！」她大笑著說。

　　「這是一句強而有力的肯定語！」

# 我愛家人真實的樣子

　　孩子不是父母的財產。他們是來自宇宙的祝福，是獨立的燦爛靈魂，是充滿靈性的老靈魂再次來體驗人類的生活。

　　他們依據自己的課題及挑戰，選擇了今生的父母。如果我們放開心胸，向他們學習，孩子會教導我們許多事情。孩子擅長考驗父母，因為他們看待生命的角度往往跟我們不一樣。父母往往會執意灌輸孩子過時的陳腐觀念，而孩子本能地知道那一套完全不適合他們。父母有責任提供一個安全的教養空間，讓這個靈魂能夠把自己的性格發展到極致。

　　但願每個人都能意識到，每一個來到這個星球的孩子都是療癒者，可以為提升人類做出了不起的貢獻，我們只要鼓勵他們就行。如果試圖強迫孩子按照祖輩傳下來的模式生活，我們不僅傷害了孩子，還會傷害整個人類社會。

# 用愛祝福現在的情況

　　如果需要轉化任何情況，我能分享的一個最有力的
工具，就是愛的祝福。

> 　　無論你在哪裡工作，
> 　　無論你對公司有何觀感，
> 　　都要用愛去祝福。
> 　　我說的字字為真。

　　正向思考時，不能含糊不清地帶過，你要說：「我
用愛祝福這份工作。」找個可以大聲說出這句話的地
方──說出愛的聲音，會產生很強大的力量。

　　不要光是祝福這份工作，你還要用愛來祝福職場上
的所有一切：設備、用具、機器、產品、客戶、同事與
上司，以及任何與你工作有關的人事物。

　　為愛發聲，能夠創造奇蹟。

# 我只允許善良、有愛心的人
# 走進我的世界

　　結束一段感情，對大多數人來說都是棘手的事。我們常會把自己的力量交給另一個人，感覺對方就是我們感受到愛的來源。要是對方離開了，我們便會撕心裂肺、情緒崩潰。

　　我們忘記了愛就在我們心裡，我們有能力去選擇自己的感受。記住，沒有哪個人、哪個地方或哪件事，可以宰制我們。用愛去祝福另一個人，然後放下對方。

　　有些人對愛情太過渴求，以至於甘心忍受一段糟糕或惡劣的關係，為了和對方在一起，從不計較對方是怎樣的人。我們都需要好好愛自己，唯有如此，才能吸引那些符合我們最高利益的人來到我們身邊。

　　我們每個人都必須拒絕任何形式的虐待。一旦接受了，就等於告訴宇宙一個訊息：我們相信這是自己應得的。於是，就會招來並承受更多的虐待。請為自己說出以下的肯定語：我只允許善良、有愛心的人走進我的世界。

# 生命無條件地愛我

　　注意這句肯定語，只有短短的四個字：生命愛你。你不用加上任何理由：生命愛你，因為……（因為我是好人、剛剛加薪或足球隊贏了）。同樣的，這句肯定語也不是未來式：等我……之後，生命就會愛我（比如，等我減掉十磅、等我的癌症治好後，或是等我交到女朋友後）。

　　　　生命愛你，
　　　　沒有任何條件。

　　當你覺得自己是值得愛的、招人喜歡的，你所體驗到的世界就是一個愛你的世界。世界是一面鏡子。對自己說我愛你和生命愛你，兩者其實沒有差別，都是相同的愛。當你允許生命愛你，就會覺得自己是值得愛的、招人喜歡的；反之亦然，當你覺得自己值得被愛、招人喜歡，就會允許生命愛你。現在，你已經準備好要做真正的自己了。

DAY

## 45

# 我感恩生命裡所有的愛

　　允許這些肯定語豐盈你的意識，知曉這些肯定語都將成為事實，在你的生活中實現。要時常練習，並心懷喜悅：

- 經常問問所愛的人，自己要怎麼做才能更愛他們。
- 我選擇用一雙充滿愛的眼睛，把事情看清楚，並愛自己所看到的。
- 我將愛與浪漫融入了我的生活，並接受自己現在的生活。
- 愛無所不在，喜悅充滿了我的世界。
- 我為每天遇到的愛而歡喜。
- 我自在地看著鏡中的自己說：「我愛你；我真的、真的愛你。」
- 現在的我值得擁有生命給我的愛、浪漫、喜樂及一切美好。
- 我置身在愛之中，一切安好。
- 我很美，而且每個人都喜歡我。
- 不管我走到哪裡，愛都會迎面而來。
- 我只會吸引健康的感情，並總能得到善待。
- 我感恩生命裡所有的愛；我在任何地方都能找到愛。

# 我愛自己，也愛性

　　人們常常以為性就是愛，或是以為必須有愛才能有性行為。很多人從小就相信，除非結婚，否則發生性行為就是有罪的，或是認為做愛只是為了繁衍後代，不是享受歡愉。有的人反對這種觀念，認為性與愛無關。

　　人們對性的大多數信念，都可以追溯到童年時期，以及我們對神和宗教的看法。我們之中的多數人都是在「媽媽的神」的庭訓之中長大，這是母親在你年幼時灌輸給你的信仰。神的形象，通常是蓄著鬍子的老人，他端坐在雲端，緊盯著世人的生殖器，好揪出犯下罪愆的人。

　　好好想想宇宙有多浩瀚，又何其完美！好好想想創造這個宇宙的智慧，又是多麼偉大、神奇。因此，我實在很難相信擁有這樣大智慧的神，會是一個充滿批判、一直盯著生殖器看的老人。

　　當我們還是小嬰兒時，本能地知道自己的身體是完美的，而且不會以自己的性慾為恥。沒有一個嬰兒會以自己為恥。他們不會測量臀圍，據此來尋找自我價值。

## DAY 47

# 我選擇愛，而不是恐懼

在任何情況下，我都相信我們可以自由地選擇愛或恐懼。我們都經歷過對改變的恐懼、對一成不變的恐懼、對未來的恐懼、對冒險的恐懼。我們害怕親密，也害怕孤單。我們害怕讓別人知道自己的需求，害怕別人知道我們真實的樣子，也害怕放下過去。

在光譜的另一端是愛。
愛是我們都在尋求的奇蹟，
愛自己也會在生活中創造奇蹟。

我說的愛自己，不是虛榮或傲慢，那不是愛，而是恐懼。我說的是自尊自重，對於身體及心靈的奇蹟要經常心存感恩。

# 我願意原諒每個人，讓自己自由

　　無論你踏上的是哪一條靈性道路，通常都會發現寬恕始終都是一個重大的課題，尤其是生病的時候。

　　當我們承受病痛，真的有必要環視四周，看看是否有需要原諒的人。通常，我們認為自己無論如何絕對不原諒的人，恰恰就是我們最需要寬恕的對象。拒絕原諒別人，不會傷到對方分毫，卻會讓我們遍體鱗傷。這不是他們的問題，而是我們的問題。

　　你感受到的怨恨與傷害，跟你是否放過自己有關，與原諒別人無關。大聲宣告你完全願意原諒任何人：我願意讓自己從過去解脫出來；我願意原諒所有可能傷害過我的人，我也原諒自己曾經傷害過別人。

　　如果你想到任何一個傷害過你的人，不論是什麼形式，也不論傷害發生在哪個時候，都可以用愛祝福對方並從此放下，然後抹除誰曾經傷害過你的所有想法。

# 我釋出憤怒，
# 讓自己自由

不要嚥下你的怒火，
不要讓怒火駐留在身體裡。
當你感到沮喪、氣憤時，
要把情緒真正釋放出去。

有許多積極的方式可以讓你釋放這些負面感受：你
可以關上車窗，坐在車子裡放聲大叫；可以搥打自己的
床鋪或踹枕頭；可以鬼吼鬼叫，把想說的話統統說出
來；可以把臉埋在枕頭裡尖叫；可以沿著跑道跑步或是
打一場球，來釋出情緒能量。

不論你有沒有生氣，每週至少搥床鋪或踹枕頭一
次，把囤積在你身上的緊繃感釋放出來！

# 我把心打開，
# 接受需要的療癒

　　看見一道新的大門打開了，門內是十年份的強大療癒——我們過去無法理解的療癒。我們還在學習，正在逐步了解自己內在所有不可思議的能力。我們也在學習著接觸自身的其他部分來探索答案，而它們始終都在那裡引領著我們，指點我們走向符合自身最高利益的道路。

　　看著這道開啟的新大門，想像自己走進去並發現裡面有各種不同的療癒處方，這是因為每個人對療癒的定義都不一樣。有些人是身體需要療癒，有些人是心靈需要療癒，也有些人是心智需要療癒。因此，我們需要把心打開去接納個人所需要的療癒。

　　為了個人的成長，我們把門完全打開，當我們走進門內，會知道自己是安全的。事實也是如此。

# 改變，只會越來越簡單

　　你比你的心智更強大，你或許曾經認為是心智在掌控一切，但這只是因為你把心智訓練成以這種方式思考。因此，你也可以重新訓練你的心智，把它當工具使用。

　　心智是供你差遣的工具，你可以隨心所欲地使用它。你如今使用心智的方式只是一種習慣，而無論什麼習慣，只要想改就能改，即便你只是明白習慣有可能改變，那也是對你有益的。

　　讓你的心智先安靜下來，認真思考這個概念：心智是供你差遣的工具，你可以隨心所欲地使用它。

　　你所「選擇」的想法會創造你的經歷。如果你認定習慣或想法難以改變，那麼你選擇的這個想法就會讓它成真。相反的，當你願意選擇換個想法：「我覺得改變，越來越簡單了。」那麼你選定的這個想法，就會成為現實。

# 我為自己的人生，創造了美好的新信念

　　就像照鏡子一樣，你的遭遇反映的是你內在的信念。遇到讓你覺得不舒服的事情時，請捫心自問：「我如何推波助瀾，促成了這樣的經歷？是什麼讓我相信，發生這種事是我應得的？我要如何改變這個信念呢？」

1. 站在鏡子前面。深吸一口氣，吐氣時，讓所有緊繃感都離開你的身體。
2. 注視你的額頭，想像你腦海裡那些陳舊的信念與負面想法正在翻騰。伸出手，想像你從腦袋裡把那些話語拽出來，然後扔掉。
3. 現在，凝視你的眼睛，對自己說：「我們來重新錄製正向的信念與肯定語。」
4. 大聲說出以下的肯定語：「我願意放下；我釋出所有緊繃、釋出所有恐懼、釋出所有憤怒、釋出所有罪疚感、釋出所有悲傷；我放下陳舊的限制與信念；我與自己和解；我與生命歷程和解；我是安全的。」
5. 重複這些肯定語二至三遍。
6. 在接下來的這一天裡，只要冒出讓你不好受的念頭，就拿出你的隨身小鏡子，看著自己重複這些肯定語。

# 我選擇愛自己、讓自己開心

當你陷入焦慮或恐懼狀態，沒辦法如常生活時，很可能跟你的內在小孩中斷了連結。想一些方法，重新連結上你的內在小孩。你們可以一起做些什麼好玩的事？你們可以做什麼只屬於你們兩人的活動？

試著列出十五種與內在小孩一起玩樂的方法，你平常可能喜歡讀一本好書、看電影、養花蒔草、寫日記，或是泡個熱水澡。那麼，來一點「小孩子」的活動如何？花點時間想想，或許你們可以在沙灘上跑來跑去、去遊樂場、盪鞦韆、用蠟筆畫畫、爬樹。當你列好清單後，每天至少進行一項活動。於是，自我療癒開始了！

看看你會發現什麼？堅持下去——你可以為自己與內在小孩創造出這麼多樂趣！感受你們之間的關係正在癒合。

# 我用愛祝福全部的友誼

　　友誼可以是我們最持久的重要關係。沒有愛人、伴侶，日子照樣可以過；沒有原生家庭，我們也能活下去。然而，對多數人來說，要是沒有朋友，生活就快樂不起來。我相信，我們降生在這個星球之前就已經選好了父母，但選擇跟誰做朋友，則要在我們的意識層次更高時才會發生。

　　朋友可以是核心家庭的延伸或替代品。對大多數人來說，非常需要與他人分享自己的生活經驗。當我們結交朋友時，不只會更了解別人，也會對自己有更深刻的認識。這些人際關係就如同鏡子一般，映照出我們的自我價值與自尊。友誼給了我們審視自己的絕佳機會，可以藉此看出自己需要成長的地方。

　　當朋友之間的關係變得緊張時，不妨回頭看看童年時期接收到的負面訊息。也許你應該開始心靈大掃除了。打掃心靈之屋，把累積一輩子的負面訊息清空，有點像是吃了一輩子的垃圾食物後，嚴格執行一個優質的健康飲食計畫。改變飲食後，身體會慢慢釋出累積的毒素，你可能會有一、兩天感覺更不舒服。但你一定能堅持下去，我知道你做得到！

# 我是宇宙心愛的孩子

　　我們都是宇宙心愛的孩子，但可怕的事情依舊會發生，例如虐待兒童。據說，美國有三成人口在童年時都曾經受虐。這不是什麼新鮮事。我們現在來到這個階段，開始允許自己去意識到從前隱藏在沉默之牆後面的事情。

　　這些沉默之牆正在崩毀，因此我們可以開始改變；而改變的第一步就是覺知。對於經歷過悲慘童年的人來說，我們的心牆與盔甲是如此厚重又堅固。儘管如此，在我們每個人的內心深處，那個躲在心牆背後的孩子只想得到關注、想要被愛、想要被如實地接受──不需要有任何改變。

　　無論以往發生過什麼，從現在起，請允許內心那個小孩成長茁壯，讓孩子明白自己是被深深愛著的。

　　練習肯定語：我可以放心地成長，我是安全的。

## DAY 56

# 我知道生命永遠支持我

　　波（羅伯特·荷登的女兒）喜歡在一早起床及臨睡前讀故事書，她的藏書中有兩本是露易絲·賀寫的童書。一本是《我思故我是！》（暫譯，*I Think, I Am!*），這本書主要是告訴孩子們肯定語的力量。另一本是《露露歷險記》（暫譯，*The Adventures of Lulu*），這本故事集的用意是幫助孩子們增強自信與創造力。

　　「在我成長的過程中，我一直希望能成為露露那種女生。」露易絲說。「她知道自己討人喜歡，而生命也愛她。」

　　露露跟波的年齡相仿，她們都是金髮，也都有一個弟弟。有時她們會害怕，有時她們會受傷。生命教會她們如何傾聽自己的內心，勇敢地生活。在露露會唱的歌曲中，有一首的歌詞是這樣的：

> 你可以成為想成為的人，
> 你可以做想做的事，
> 你可以成為想成為的人，
> 生命永遠都會支持你。

# 現在，
# 我活在無限的愛、光明與喜樂之中

　　當你讀到這段文字時，請深吸一口氣，吐氣時，允許所有的緊繃感都離開你的身體——放鬆頭皮、額頭、臉龐。你不必繃緊腦袋，也能讀得很好。讓你的舌頭、喉嚨、肩膀放鬆下來。你可以放鬆手臂與手拿著這本書，現在就這樣做。讓你的背部、腹部、骨盆也一起放鬆，呼吸平穩下來，同時放鬆你的雙腿和雙腳。

　　比起你開始閱讀上一段文字時，現在你的身體感覺起來是否不一樣了？注意你緊抓住多少東西不放，如果你的身體緊繃，你的心智也放鬆不下來。

　　在這種放鬆、舒適的狀態下，對自己說：「我願意放手，我要釋出、放下。我釋出所有的緊繃、釋出所有的恐懼、釋出所有的憤怒。我釋出所有的罪疚感、釋出所有的悲傷。我放下所有自我設限的信念，我放手了，我的內心感到平靜。我與自己和解，與生命歷程和解。我是安全的。」

# 讓我們輕鬆地
# 擺脫老舊的負面模式

　　你小時候如何感受到愛？你看過父母表達他們的愛和情感嗎？父母是在擁抱中，把你拉拔長大的嗎？或者，你們家習慣用打罵、喊叫、哭泣、甩門、操縱、控制、冷戰或報復來表達愛？假如是這樣的話，那麼長大成人的你，很可能會尋求類似的經歷，而去找那些能夠強化這些想法的人。

　　如果你小時候尋求愛卻換來痛苦，
　　成年以後，你尋找的會是痛苦而不是愛……
　　要等到你放下陳舊的家庭模式，
　　一切才會改變。

# 我愛我的孩子，孩子也愛我

## ◆ 給兒女的肯定語 ◆

我和孩子們開誠布公地交流。

我的孩子們受到神的護佑。

我有一個充滿愛、和諧、快樂、健康的家庭。

我的孩子們無論到哪裡，都很安全。

我跟孩子們的關係溫馨而和諧。

我的孩子們茁壯成長，而且愛自己。

我接受並珍惜孩子們獨一無二的特質，

允許他們自由地表達自己。

我愛我的孩子，他們也愛我。

我們組成一個洋溢著愛的大家庭，

我們都是這個大家庭的一分子。

DAY
60

# 我的家是適合居住的好地方

　　看看你的住家，這裡是你真正想住的地方嗎？它住起來舒適、充滿了歡樂嗎？或是擁擠、髒亂？如果你對這個家的感覺不好，住起來絕對不會開心。

　　你的家就是你的寫照。你的家處於什麼狀態？清空你的衣櫃和冰箱，把衣櫃裡多年沒穿的衣物挑出來，拿去賣掉、送人或回收。清掉舊的，你才能為新東西騰出空間。當你捨棄那些東西時，請這樣說：「我在清理心靈的衣櫃。」冰箱也比照辦理。把存放在冰箱裡有一陣子的食物和殘羹剩飯，一舉清除乾淨。

習慣把衣櫃、冰箱塞得滿滿的人，
心靈也會塞得滿滿的。
讓你的家成為適合居住的好地方吧！

# 我相信生命總想把最好的給我

在我無限生命的這一世中，
一切都完美、圓滿且完整。
我總是受到神的護佑與引導，
可以安全地直探自己的內心；
可以安全地審視前塵往事；
可以安全地擴大自己的人生觀。

不管過去、現在或未來，
我的人格都無法代表我。
我現在選擇超越自己的人格問題，
意識到自己的存在是精彩的、偉大的。
我完全願意學著愛自己。
在我的世界裡，一切安好。

# 我來到這個星球學習愛

　　不管是個人或全球，都在經歷著大蛻變。我相信，所有活在這個時代的人，都是自己選擇來到這裡，成為這些變革的一部分，幫助這個世界從老舊的生存方式轉化為更有愛、更和平的生命模式。

　　在雙魚時代，我們「往外」尋找救星：「救救我，救救我吧。拜託照顧我。」現在，我們正在進入寶瓶時代，正在學著「往內」尋找救星。我們就是自己一直在尋找的力量，是我們主掌著自己的生命。

　　如果你不願意在今天愛自己，明天你也不可能愛自己，無論你今天有什麼藉口，明天你一樣會推托。或許二十年後的你仍在使用同樣的藉口，甚至直到生命走到盡頭都是如此。今天，就是你可以不預設立場地去愛自己的日子。

# 生命愛我，每件事都能化險為夷

　　任何情況都可以向生命尋求幫助。生命愛你、支持你，只要你開口就好。注視著鏡中的自己，詢問生命：「我需要什麼？」傾聽答案，那可能是一種感受或浮現的任何念頭。如果當下什麼都沒有，那就放寬心去等待答案浮現。並念誦以下的肯定語：

生命愛我。

我相信所有一切都會很美好。

我以歡喜的心觀察到

生命是如此充分地支持及關照我。

我知道不管在哪裡，只有好事在等著我。

一切安好。因為對我最好，

所有一切都會化險為夷。

這種情況只會帶來好的結果。

我是安全的。

# 我是受到祝福的人

　　露易絲以感恩來開始她的每一天。她說：「這是展開一天生活的好方法。」但她不是只做十分鐘的感恩練習，然後就去忙自己的事，而是把感恩確實地融入生活中。她會到處放著提醒自己的字條或標語。比如，在廚房牆上的鏡子下有一個燙金字的標語：今天你要感謝什麼？露易絲專心致志地練習感恩，她愉快地向每個人、每件事表達她的感激之情。

　　「露易絲，我一直在觀察妳！」羅伯特・荷登說。「我看到妳隨時都在跟生活對話。妳會跟妳的床說話、跟妳的鏡子說話、跟妳的茶杯說話、跟妳早餐使用的碗說話、跟妳的電腦說話、跟妳的車子說話、跟妳的衣服說話……妳跟什麼都能說上話。」

　　「沒錯，我就是這樣。」她得意地說。

　　「大部分時候，妳說的都是『謝謝』。」

　　「嗯，我確實感謝我的車子行駛順暢，我的電腦讓我可以聯絡朋友，而我的衣服穿起來好舒服。」

　　「我覺得妳過的日子好夢幻喔。」他說。

　　「我是受到祝福的人。」她說。

# 現在，我要釋出所有的自我批判

　　大多數人都有批判及挑剔的頑強習慣，想要破除並不容易。這也是需要立刻處理的重大課題之一。除非擺脫責怪生命的心理需求，否則我們無法真正愛自己。

　　在你還是個嬰兒時，你對生命完全不設防。你會用充滿驚喜的眼光看世界，除非有可怕的人或事情傷害你，不然你會全盤接受生命原本的樣子。等你漸漸長大，開始接收並採納別人的意見後，你才學會了評判。

　　或許，你誤信了這樣的說法：想要成長和改變，你必須批評自己。但是，我完全不認同這種觀念！

　　相反的，我認為批評只會讓我們的心靈乾涸，只會強化「我不夠好」的信念。這絕對無法激勵我們去展現自己最好的一面。

# 現在的我，就是最完美的

　　你不多也不少，更不需要向任何人或對任何事來證明你是誰。你是「一」的完美體現，在你無限的生命中，你有過許多身分，每個身分都是那趟人生旅程的完美表達。你要知足於這一生的你，不要渴望和別人一樣，因為那不是這一世的你要選擇的表達方式。等下一回，你又會換一個樣子。此時此刻的你是完美的，你已經夠好了。你與生命的所有一切是一體的。

　　沒有必要為了讓自己變得更好而苦惱，你唯一要做的，就是今天比昨天更愛自己，把自己當成一個被深深愛著的人一樣對待。人類因為愛而偉大，當你學會更愛自己時，也學會更愛每一個人。

　　我們一起用愛滋養一個越來越美麗的世界。當我們獲得療癒時，整個星球也被療癒了。我們歡喜地意識到自己的完美及生命的完美；而事實就是如此。

# 在這個世界上，我是愛的化身

　　我認為是時候擺脫自我設限的思維模式，去發展一個更開闊的人生觀了。地球上的人類族群正在以前所未有的規模，鬆開加在身上的束縛與限制。達到新高度的靈性把我們串連起來，讓我們知曉在靈魂層次上，我們都是一體的。我們在此時投生在地球上是有原因的，而我相信是我們發自內心的主動選擇參與了這個星球的療癒過程。

　　記住，每當你想著一個念頭，這個念頭就會從你身上發散出去，連結到其他與你想法相近的人。如果我們一直停留在舊判斷、成見、愧疚感及恐懼中，就無法進入新的意識層次。相反的，一旦每個人都能在彼此身上踐行無條件的愛，整個星球都將被療癒。

# 我愛生命中的每個女人，
# 我支持她們，也與她們同樂

為了慶祝國際婦女節，身為女性的妳可以選擇一些
肯定語來賦予自己力量（或是將以下的肯定語當成禮
物，送給自己和妳生命中的其他女人）：

我愛自己是個女人。

我在自己的內在看見一個精彩的存在。

我愛自己、欣賞自己。

我是一個強大的女人，

值得無限的愛與尊重。


我聰慧又美麗，

可以自由自在地做自己能做的一切。

沒有人能夠控制我；我是自由的。

我選擇愛自己，享受做自己。

我愛生命中的每個女人，支持她們，與她們同樂。

我是安全的，在我的世界裡一切安好。

# 我與高我一起創造人生

　　宇宙的創造力每天都流經我的身體，只要知道自己是其中的一部分，就能夠參與其中。當創造力以繪畫、小說、電影、新酒或新業務的形式呈現時，非常容易辨識出來。

　　但真相是，我每時每刻都在從事創作，從身體中最普通的細胞，到我的整個生活——包括如何選擇情緒反應，到與父母相處的模式、目前的工作、銀行的存款、與朋友的關係，以及對自己的態度等等，都是我的創作。

　　想像力是我最強大的天賦之一，我用想像力看見了發生在我身上及身邊每個人身上的好事。

當我和高我一起創造人生時，
我內心一片祥和。

# 我總是遇到好駕駛

　　讓我們以開車為例，說明如何以一種不同的方式來展開你的每一天。首先，把你的車子當成朋友，好好跟它說話。我常說的是：「嗨，寶貝，你好嗎？真高興見到你。今天我們要一路順暢地去上班。」

　　你甚至可以跟我一樣，也幫你的車子取個名字。我開車出門時，都會說的肯定語是：「我總是遇到好駕駛。」並且確保這個訊息會傳送給四面八方的所有車子。一路上都洋溢著這種愛的感覺，總讓我心生歡喜。

　　適合開車使用的肯定語，還有以下這些：

這趟車程很輕鬆、不費力。

一路順暢，比我想像的更快抵達。

我在車裡感覺很舒服。

我知道開車去公司（學校或商店），

一路上會很愉快。

我用愛祝福我的車子。

我把愛送給路上的每個人。

# 我信任內在的智慧

　　我們每個人的內在都有一個地方，與宇宙的無限智慧完全連線。我們想問的所有問題，在這裡都有答案。學會信任你內在的那個自我。

在處理日常事務時，
聆聽自己內心的指引。
我的直覺永遠站在我這邊，
我相信直覺一直都在。
我是安全的。

# 我釋出所有的怨憎，放自己自由

　　埃米特・福克斯（Emmet Fox）是二十世紀初愛爾蘭新思潮的靈性領袖，他有個化解怨憎的老方法，每次都管用。他建議你閉上眼睛靜靜坐著，讓心智與身體一起放鬆。然後，想像你坐在一間黑暗的戲院裡，面前有一個小舞台。將你最怨恨的那個人放在舞台上，這個人可以來自你的過去或現在，可以是活著的人或死去的人。當你看清這個人時，觀想他或她遇到了好事——一件對這個人很有意義的事。你看到這個人笑得很開心。

　　讓這個畫面維持幾分鐘，再讓它淡出、消失。我喜歡多加一個步驟：在這個人離開舞台後，換你上去舞台。同樣的，你也看見好事發生在自己身上，看到自己笑得很開心。我要告訴你的是，宇宙的富足是對我們每一個人開放的。

# 我要放下過去，原諒每個人

　　療癒是放下過去，獲得解脫。每個人都經歷過災難及痛苦，而只有一個辦法能讓你從往事中走出來，那就是學會寬恕。沒有寬恕，就無法放手讓往事過去。你會覺得被困住，人生再也無法前進，因為你還受困在原地。現在的生活不能撫慰你，因為你沒有活在當下；未來也差不多如此，因為你只看得到過去。

　　在現實中，過去就已經過去了，但在你心裡，過去還沒有結束。這就是你依然活在痛苦中的原因。

　　在你學會寬恕之前，你會持續把未來交給過去。然而，寬恕會讓你明白，真正的你與過去的經歷無關；你的經歷不是你的身分。往事或許會深深影響你，但不能用來定義你這個人。你對別人做了什麼，或別人對你做了什麼，都不是你個人故事的結局。當你能夠說出「我的過去不是我」或「我願意原諒我的過去」，便可以開創新的未來。有了寬恕，新的篇章就揭開了。

# 我用愛創造我的實相

　　情緒困擾是最痛苦的問題之一。有時候，我們會感到憤怒、悲傷、寂寞、愧疚、焦慮或害怕，當這些感覺爬上心頭並主導我們時，生活就會變成情緒的戰場。

　　我們務必要了解，不論別人對我們做了什麼，或我們接受過什麼樣的灌輸，都不重要。今天是新的一天，由我們主掌全局。在現在這一刻，我們可以為自己創造未來。我們絕對辦得到，因為我們內在有一股更高的力量，可以協助我們打破這些模式，前提是我們必須允許模式發生。

◆ **關於情緒健康的肯定語** ◆

我現在活在無限的愛、光明及喜悅中。

在我的世界裡，一切安好。

我拿回自己的力量，用愛創造自己的實相。

我的理解力不斷增強。

我正走在積極、正面的轉變中。

我愛自己，認同自己。

我信任生命，我是安全的。

我接受自己的獨特性，安心地向內探索。

生命支持著我。

# 我選擇用愛來看清楚事實

今天，把所有的批評及消極的自我對話都先擱下。拋開你的舊思維、舊心態——那個會斥責你並抗拒改變的模式。把別人對你的看法釋放出去。你需要練習的肯定語是：我夠好了，我值得被愛。

1. 站在鏡子前面。
2. 注視自己的眼睛。
3. 說出肯定語：我愛自己，認同自己。
4. 一遍又一遍地反覆說：我愛自己，認同自己。
5. 這則肯定語一天至少說一百遍。對，你沒看錯：一百遍。讓「我愛自己，認同自己」成為你的座右銘。
6. 每次經過鏡子前面或是看見自己的身影時，都要重複這則肯定語。

這麼多年下來，我已讓千千萬萬的人做這個練習。如果能堅持練習，得到的成果絕對令人驚喜。記住：光是知道鏡子練習的道理是沒用的，只有身體力行才會見效。一旦你真的做了，情況一定會改變。

# 健康是我最自然的存在狀態

在我無限生命的這一世中，
一切都完美、圓滿且完整。
我接受健康是我最自然的存在狀態。
我有意識地釋出所有可能發展為不適的精神模式。


我愛自己，認同自己。
我愛自己的身體，也認同自己的身體。
我用滋養的飲食餵養它，
我用好玩的方式鍛鍊它。


我認同我的身體是神奇又了不起的機器，
我很榮幸能夠住在這樣的機器裡。
我熱愛渾身上下充滿活力。
在我的世界裡，一切安好。

# 我的心智是一座裝滿美好想法的花園

　　想像你的心智是一座花園。首先，花園是一片泥土地，可能生長著許多自我厭惡的荊棘，以及散布著絕望、氣憤、擔憂的大小石塊。還有一棵需要修剪的老樹，名叫恐懼。等你解決了這些玩意兒，土壤的狀態會日漸變好，於是你種下了一些喜悅及富足的種子或小樹苗。

　　陽光灑落在花園裡，你耐心地在此澆水、施肥，用愛來關注它們。

　　一開始，似乎看不出什麼成果。但你沒有停下來，還是繼續照顧你的花園。如果你有足夠的耐心，花園會欣欣向榮、開花結果。你的心智也一樣──你挑選想要滋養的想法，然後耐心地等這些想法茁壯成長，創造出你想要體驗的美麗花園。

# 我的人生會越過越精彩

今天是你體驗今天的唯一機會。

活在當下，享受每一刻。

不要讓日子在沮喪中一天天流逝，

否則你會錯過許多快樂。

用一個月的時間隨時表達你的感恩，生命喜歡懂得感恩的人，它會給你更多值得感恩的機會。

練習肯定語：我的人生會越過越精彩。我感到平靜自在。

# 不管我往哪裡看，都能看見美

美無所不在。
每一朵小花、水面反射的光影模式、
老樹安靜的力量，都散發出大自然的美。

大自然振奮我，讓我煥然一新。
生活中最簡單的事物，讓我得到了放鬆、
陶醉其中，並得到療癒。
當我用愛凝視著大自然時，
也很容易用愛來看待自己。
我是大自然的一部分；
因此，我有自己獨一無二的美。

不管我往哪裡看，都能看見美。
今天，我與生命中所有的美產生共鳴。

# 我是一個美麗、獨特的靈魂

　　自我接納的其中一環，就是對別人的看法釋然。假如我和你一起時，不斷跟你說：「你是一隻紫色的豬，你是一隻紫色的豬……」你要不是哈哈大笑，就是氣惱地認為我瘋了。你不太可能認為我說的是事實。

　　然而，我們卻選擇相信許多同樣牽強的說法，認為自己就是這樣或那樣的人。如果你相信自我價值完全由你的身材決定，那跟相信「你是一隻紫色的豬」有什麼不同。

　　往往我們認為自己「有問題」的地方，只是展露出來的個人特質，那是我們的獨特之處，也是我們與眾不同的地方。大自然絕對不會創造一模一樣的東西出來，在這個星球上，有史以來就不曾有過兩片相同的雪花，也沒有一模一樣的兩滴雨水。每一朵雛菊都與其他的雛菊不同。我們的指紋不一樣，當然人也不會一樣。我們天生就注定與眾不同，只要接受這一點，就不必跟人攀比競爭。試圖成為別人的翻版，只會讓我們的靈魂枯萎。我們來到這個星球，是為了展現真實的自己。

# 每天都要以各種方式表達感謝

「猜猜我昨晚做的最後一件事是什麼？」露易絲眨著眼睛說道。

「妳做了什麼？」羅伯特・荷登問她。

「我跟全世界千千萬萬的人一起上床喔。」她笑著說。

「妳是怎麼辦到的？」

「大家都帶著我一起上床啊！」她說。

「真好！」

「他們下載了我，我們就可以在睡著之前一起躺在床上冥想。」她解釋道。

「露易絲・賀，妳真調皮！」

「猜猜我在睡覺之前，還做了什麼？」

「我想不出來。」羅伯特說。

「我回顧這一天的生活，祝福並感恩所有的體驗。」露易絲說道。

「這是在床上做的嗎？」

「對，通常是。前幾天晚上，我打開那面口袋型的小鏡子——那是你送給我的，上面刻了生命愛你——我對著鏡子大聲說出自己的感恩。」

# 我與所有生命是一體的，
# 所有生命都愛我並支持我

　　我們與神聖智慧是夥伴。我們對外界的負面訊息不感興趣，因為那與我們無關。我們期待並接收積極、正面的結果，也只會吸引世界上那些誠信正直的人到身邊來。

　　我們做每件事都是最積極、正面的，而且總會得到機會去協助這個星球及每一個人，並為此表示感激。我們直探內心，與我們的更高智慧連上線，祂會兼顧所有關係人的最高利益來給我們指引與教導。

我們都是健康和幸福的，

萬事萬物都和睦共存，

並遵循神聖的正確順序流動、更迭。

在我們的世界裡，一切安好。

我們知道，這就是事實。

# 我不再使用「應該」這兩個字

　　大多數的人對「自己是誰」這個問題，都有過愚蠢的想法，並對人生應該怎麼過，訂下了很多僵化的規矩。讓我們把「應該」這兩個字永遠拿掉，這兩個字只會束縛我們，讓我們淪為階下囚。每當我們說應該，就表示自己或別人犯了錯。事實上，我們的言下之意是：還不夠好。

　　現在，你可以從你的應該清單裡刪掉些什麼呢？把應該一詞換成可以，這樣做，能讓你知道自己可以主動選擇，你是有選擇自由的。


　　　　我們必須意識到，
　　　在生活中的所有作為，
　　　都是出於自己的選擇。
　　　沒有什麼非做不可的事，
　　　我們始終都是有選擇的。

# 所有我需要知道的事，
# 都會以完美的時空序列揭示

我確實知道有一種比我更強大的力量，每時每刻都流經我的身體，而我可以隨時向這股力量敞開自己，隨時接收需要的一切。每個人都是如此。我們都知道，審視自己是安全的，拓展人生觀也是安全的。

如果事情沒有按照我們預期的方向發展，並不代表我們錯了或我們不夠好。這只是一個訊號，意味著神聖的指引要我們變換方向。這時候，找個可以放鬆的安靜地點，連結上內在的智慧。

你要認同智慧是源源不絕供你取用的，

無論你需要知道什麼，

祂都會以完美的時空序列向你揭露。

# 我總是用友善、疼愛自己的方式自我對話

我清楚記得自己講授的第一堂課。我下了講台以後，立刻對自己說：「露易絲，妳太棒了，第一次表現就那麼出色。等妳再講個五、六堂課，妳就是專家啦。」

幾個小時後，我才對自己說：「我想我們可以做些改變，調整一下這個或那個地方。」我拒絕以任何方式來挑剔或批評自己。

要是我一下講台就開始責備自己：「唉，妳講得爛死了。妳犯了這個錯或那個錯。」那樣一來，我就會畏懼上第二堂課。事實上，我的第二堂課講得比第一堂好，到了第六堂課，我覺得自己已經是個專家了。

# 今天我完全放開自己，接受神聖指導

我的理解力不斷提升，而且虛心受教。
每一天，我對內在神聖智慧的覺知都會更強一些。
我很高興自己活著，對發生的所有好事心懷感激。

對我來說，生活就是一種教育。
每天我都會放開自己的心與腦，
去發現新見解、新人物、新觀點，
用新的方式來理解發生在我身邊及身上的事。

我了解得越多，世界就越寬廣。
在地球這所不可思議的生命學苑裡，
新的心智技巧確實幫助我越來越能安於變化。

# 寬容、慈愛、溫柔、善良的我，
# 知道生命愛我

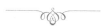

「寬恕讓我明白，儘管我迫切地希望改寫往事，但現在一切都過去了。」露易絲說。「寬恕讓我能夠從過往中學習、療癒、成長，並對現在的生活負責。」真正能夠改變生命的，不是過去發生過什麼，而是現在你如何對待過去。

「當下這一刻才是你可以使力之處。」露易絲說。「你只能在當下這一刻創造。」當你學會寬恕，就能改變自己與過去的關係，從而改變你與現在及未來的關係。

《奇蹟課程》說：「寬恕就在當下。」在這一刻，我們放下過去；在這一刻，我們無所畏懼；在這一刻，沒有了罪疚感；在這一刻，可以撤除往事的意義。就在當下這一刻，一個新的未來誕生了。懂得寬恕，我們就能記起一個最基本的真相：我是討人喜歡的。懂得寬恕，我們允許生命愛我們。懂得寬恕，我們可以愛我們生命中的所有人。

# DAY
# 88

## 我可以安心地釋出內心
## 的批判，進入愛之中

　　鏡子練習，能夠讓你更容易察覺到內在的聲音，以及覺知到你對自己說了什麼。然後，你就可以釋出總是挑剔自己、批評自己的心理需求。如此一來，你會發現自己不再動不動就評判別人了。

　　當你願意做自己時，就會自然而然地允許別人做自己。接著，你開始停止評判別人，別人也會跟著釋出評判你的心理需求。於是，人人都得以自由。

1. 備妥鏡子，找個你覺得安全、不會被打擾的安靜地點。
2. 看著鏡子，直視你的眼睛。如果你還是覺得這樣很不自在，就看著你的嘴巴或鼻子。然後，跟你的內在小孩說話。你的內在小孩想要成長茁壯，他或她需要你的愛、接納及讚美。
3. 現在說出以下的肯定語：我愛你，我愛你，我知道你已經盡力了。你本來就是完美的，我認同你。
4. 這個練習你可能必須做上好幾遍，才能感覺到內在的聲音不再那麼喜歡吹毛求疵。只要你覺得怎麼做對你最好，就那麼做。

# 我相信生命想要給我最好的

想要克服恐懼，就必須先學會信任。這就稱為信心的一躍。信任你內在的力量，它是與宇宙的大智慧相連結的。記住，供給你呼吸的力量，就是創造宇宙的大能。

你與所有生命是一體的，
你越是愛自己，就越相信生命，
而生命也會更愛你、支持你、引導你。

不要只相信有形的物質世界，你還可以相信看不見的世界。我不是說我們什麼都不用做，但如果有了信任，人生的道路就會輕鬆很多。我們需要相信自己是被眷顧的，即使我們無法掌控周遭發生的每一件事。

# 我用愛傾聽我的內在小孩

　　第一次跟內在小孩說話時，「對不起」是你要說的第一句話。說你很抱歉，這麼多年來都沒找過他說話，或是說你很抱歉，長久以來都在責備他。告訴孩子，你想彌補你們之間那段疏離的漫長日子。問問你要怎麼做，他才會開心。問問孩子，他害怕什麼？問問他，你可以幫上什麼忙，或想從你這裡得到什麼。

　　從簡單的問題開始問起，你會得到答案。我要怎麼做，能讓你高興？你今天想做什麼呢？比如，你可以跟孩子說：「我想要去慢跑，那你想做什麼？」也許孩子會說：「我想去海邊玩。」於是你們開始溝通，直到意見一致。

　　　　　如果你能每天抽出點時間，
　　　　　跟你的內在小孩連上線，
　　　　　生活將會變得更美好。

# 我從寬恕走向愛

## ◆ 寬恕的肯定語 ◆

我的心門向內打開，我從寬恕走向愛。

當我改變想法時，周遭的世界也跟著變了。

過去的已經過去，因此影響不了現在。

此刻的想法正在創造我的未來。


成為受害者並不好過，我拒絕再無助下去。

我要重拾自己的力量。

我從過去解脫出來，歡喜地走進現在，

這是我送給自己的禮物。


不管問題是大是小，沒有什麼是愛不能解決的。

我已經準備好接受療癒，

我願意原諒，一切安好。

我知道陳舊的負面模式不再限制我，

我輕鬆地放下了那些模式。


當我原諒自己時，也更容易原諒別人。

我原諒自己的不完美。

我以我所知道的最好方式生活著。
我知道，現在我可以安全地釋出
所有的童年創傷，進入愛。

我原諒過去傷害過我的每一個人，
用愛來釋放他們，讓自己自由。
在我眼前的所有生命變動都是正面的，
而我是安全的。

# 我在哪裡，就在那裡開始

在我無限生命的這一世中，
一切都完美、圓滿且完整。
過去不能左右我，
因為我願意記取教訓並改變。
我認為有過去，才會有今天。

無論我現在的處境如何，
都願意從現在開始打掃心靈之屋的房間。
我知道從哪裡開始並不重要，
所以我現在要從最小、最容易打掃的房間開始，
如此一來，我會很快就看到成果。

我很高興能投入這一場冒險，
因為同樣的經歷不會再有第二回。
我願意放自己自由。
在我的世界裡，一切安好。

# 今天，我願意讓生命愛我

　　「生命愛你是一句很美的肯定語。」羅伯特·荷登說。「但這不只是一句肯定語。」

　　露易絲會意地一笑。「我希望如此。」她說。「生命愛你為我們提供了一種基本的生活哲學。這四個字就像一個路標，指向創造的核心，指向我們彼此之間的關係，指向我們的真實本質。生命愛你讓我們知道自己真正是誰，以及如何過上真正幸福的生活。」

　　「露易絲，對妳來說，生命愛你意味著什麼？」他問道。

　　「生命愛我們所有人。不只是愛你或愛我。」她回答。

　　「所以也包括我們在內？」

　　「生命愛我們所有人。」她又說一遍。

　　「愛一定是統統有份，否則就不是愛了。」

　　「對，誰也沒比誰特別。」

　　「愛對我們一視同仁。」

　　「對，沒有人會被排除在外。」

　　「無一例外，連邪惡的人也一樣！」

# 我在周遭營造愛的氛圍

身體不適與對生命之流的抗拒有關，
也與無法寬恕有關。

我原諒自己以前沒有善待身體。
現在我很關心自己，
也願意用生命賜予我的最好一切來滋養自己。
這是我的身體、我的心智，一切都我說了算。

我在周遭營造愛的氛圍，
幫助我的身心靈健康地生活。
我現在會選擇平靜、和諧及愛的想法，
為身體細胞創造一個內在的和諧氛圍。
我愛身體的每一個部位。
生活是美好的，我享受生活！

# 我用善意和愛來對待自己，
# 就像個朋友一樣

我與生命是一體的，生命愛我、支持我。

因此，我主張自己隨時都要保持情緒健康。

我是自己最好的朋友，我享受與自己一起生活。

經驗來來去去，人也來來去去，

但我永遠都與自己同在。


我不是我的父母，也不是他們不快樂的情緒模式。

我選擇只去想平和、喜悅及令人振奮的想法。

我是獨一無二的，並以舒適、安全、平靜的方式度過人生。

這是我存在的真相，我也接受這個事實。

我的心靈與心智，一切安好。

## DAY 96

# 我的收入持續增加

我允許自己的收入不斷增加，
不管報紙跟經濟學家怎麼說。
我超越目前的收入，超越經濟的預測。
我不聽別人告訴我能走多遠，或說我能做什麼。
我輕輕鬆鬆就超越了父母的收入水準。

我的財務意識不斷擴展，
也吸收新點子——如何活得深刻、豐富、舒適及美麗。
我的天賦及能力比好還要更好，
能跟世界分享自己的才能，讓我非常愉快。
我擺脫所有覺得自己不配的感覺，
在財務上，開始接受一個安穩的新高水準。

# 這個情況只會帶來好結果

　　處於不堪負荷的狀態下，不妨停止繼續關注消極、負面的訊息。當我們只看得到局限性時，永遠找不到一個好的解決方案。深呼吸，放鬆你的肩膀、臉及頭皮，把整個情況交給宇宙。反覆對自己說：

一切安好；
所有事情都能化險為夷；
這種情況只會帶來好結果。
我們是安全的！

　　然後，集中精神去觀想完美的解決之道。最理想的狀況是什麼？把你的意圖寫下來，並堅持這個願景。持續使用正面、積極的肯定語。然後放輕鬆，安靜等待宇宙的顯化。

# 我知道今天是美好的一天

　　當我從睡夢中睜眼醒來之前的第一個念頭，是對我能想到的所有一切致謝。洗完澡後，我會花半個小時冥想、做肯定語練習及禱告。接著運動十五分鐘，通常是使用彈跳床，有時還會跟著早晨六點的有氧電視節目做運動。

　　然後，我準備吃早餐了。飯前我會先感謝大地之母提供我食物，感謝食物奉獻生命來滋養我。午餐前，我喜歡走到鏡子前面，大聲說一些肯定語；我甚至還會用唱的──類似這樣：

露易絲，妳太棒了，我愛妳。

今天是妳一生中最美好的日子之一。

為了成就妳的至善，所有事情都會化險為夷。

凡是妳需要知道的，都會揭示在妳面前。

凡是妳需要的，都會來到妳身邊。

在妳的世界裡，一切安好。

# 我會全力以赴，
# 幫忙創造一個充滿愛的和諧世界

靈魂從不受傷，不需要救贖。
只是我們得提醒自己的人格，
我們是擁有人類經驗的靈性存在，
而不是反過來。

當我們在靈性上有所成長時，會看出生命之美。宇宙微笑著等待我們學會無條件的愛才是最佳的生活方式，帶給我們超乎目前想像的平和、力量與富足。

練習肯定語：我會全力以赴，幫忙創造一個充滿愛的和諧世界。

# 我是受人喜歡的，而且生命愛我

　　坐在鏡子前面做這個冥想。雙手放在心口上，深呼吸。用愛的眼光來凝視自己，用愛對自己說話。

我是受人喜歡的，而且生命愛我。
我害怕自己不討人喜歡，
但我總會原諒這樣的自己。
我是受人喜歡的，而且生命愛我。

我原諒曾經對自己的批判，
也原諒不相信自己有多好。
我是受人喜歡的，而且生命愛我。

我原諒自己曾經覺得自己不配，
也原諒不相信有人愛我。
我是受人喜歡的，而且生命愛我。

我批評及攻擊過自己，
但我總會原諒這樣的自己。
我是受人喜歡的，而且生命愛我。

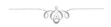

我原諒自己犯的錯。

我請求原諒，好讓自己可以從中學習。

我接受原諒，好讓自己成長茁壯。

我是受人喜歡的，而且生命愛我。

# 我把心打開，用愛消融恐懼

　　任何時候，我都可以選擇愛或恐懼。在恐懼的時刻，我會記起太陽。太陽永遠燦爛，即使被烏雲暫時遮蔽。就像太陽一樣，「一」的無限力量永遠照耀著我，即便負面想法的烏雲可能暫時遮住其光芒。我選擇記住它的光明，並在光明中感到安全。

當恐懼來臨時，
我選擇把它當成飄過天空的烏雲，
而我讓烏雲繼續走它們的路。
恐懼不是我，不必時時刻刻提防警戒，
我是安全的。只要感到害怕，
我會把心打開，用愛來消融恐懼。

# 關上一扇門，
# 自會有另一扇門打開

人生就像一扇扇的門不停打開或關閉。
我們從一個房間走到另一個房間，
累積不同的經歷。


　　很多人想要把老舊的負面模式、陳年障礙、不再滋養我們或對我們已經無用的事物，一併關在門外。也有很多人正要開啟新的門，尋找美好的新經驗──有時是學習人生課題，有時是快樂的體驗。

　　這就是人生，而我們只需要知道自己是安全的。這只是生命的小變動而已。從我們打開第一扇門來到這個星球，到打開最後一扇門離開這個世界，我們始終是安全的。這只是生命的小變動而已。我們與內在自我和睦共存。我們是安全的，也是被愛的。

# 我以誠實、正面的方式，
# 表達自己的全部感受

　　憤怒是自然的正常情緒。小寶寶會生氣，表達他們的憤怒，然後氣就消了。我們很多人都被教導不可以生氣，生氣不是好事、也不禮貌。我們學著忍氣吞聲，把怒氣壓抑在自己身體裡面，讓它們待在關節與肌肉中，在經年累月地沉積後，怒氣變質為怨恨。

　　當層層被埋藏起來的情緒轉變為怨恨後，就可能導致關節炎、各種疼痛或甚至是癌症。

　　我們必須認可自己的所有情緒，包括憤怒在內，並設法用正面的方式表達出來。我們不需要攻擊別人或找別人麻煩，但我們可以坦率地明講：「這讓我很生氣」或「我對你做的事感到生氣」。如果不方便把話說出來，我們還是有很多選擇：可以把頭埋在枕頭上尖叫、搥打沙包、跑步、關上車窗大喊大叫、打網球，或是其他發洩方式。這些都是健康的情緒出口。

# 我願意學習生命在努力教導我的事

我們要感恩自己得到的功課。

不要逃課;這些是送給我們的小小寶藏。

等我們學會了這些教導,

人生就會改觀。

　　現在,每當我又看到一些自己的黑暗面時,我會心生歡喜。我知道,這代表我已經準備好放下某些一直破壞我生活的東西。我會說:「謝謝你讓我看到這件事,讓我可以療癒它,繼續向前進。」因此,不論這一課是突然竄出來的「問題」,或是一個機會之窗,讓我們能夠看見自己內在某個應該放下的老舊負面模式,都儘管歡欣鼓舞吧!

# 擺脫有害的恐懼與疑慮，重獲自由

　　恐懼是我們心智的牢籠。每個人都會擔心自己生病，或有一天淪為無家可歸的街友。憤怒也是一種恐懼，並成了我們經常使用的防衛機制。憤怒可以保護我們，但更強而有力的做法，則是停止在腦海裡重現可怕的情景，走過恐懼來愛自己。生命中所有的事，都是以我們為核心發生的，每一個經驗、每一段關係，都在映照出我們內在的心理模式。

## ◆ 釋放恐懼的肯定語 ◆

我願意釋出我的恐懼。

我生活在一個安全有保障的世界裡，

我要擺脫一切有害的恐懼與疑慮，重獲自由。

我接納自己，並在心裡與腦海中創造和平。

我超越了那些試圖讓我生氣或害怕的念頭，

輕鬆地放下過去，信任生命的歷程。

我願意釋出自我保護的心理需求。

現在的我眼中只看到自己的強大。

我擁有改變的力量。

我永遠受到神的護佑。

# 我歡喜地向前奔去，迎向生命的美妙體驗

　　為了成為一個完整的人，我們必須接受全部的自己。所以，敞開你的心扉，騰出充裕的空間來容納你的所有部分：你引以為傲的部分、讓你尷尬的部分、你排斥的部分，以及你喜歡的部分。這些全都是你。你是美好的，我們都是美好的。當你的心裡充滿對自己的愛，你就有很多東西可以跟別人分享。

　　現在，用愛填滿你的房間，再輻射出去給所有你認識的人。想像你把關心的人放在你房間的中央，好讓他們接收到從你心房滿溢出來的愛。

　　現在，看看這些人的內在小孩如孩子般舞動，邊跳邊喊，來回翻筋斗，滿溢著喜悅，把內在小孩最棒的一面都展露了出來。讓你的內在小孩去和這一群孩子玩耍，一起跳舞，並感到安全和自由。讓你的內在小孩想做什麼就做什麼。

　　你完美、圓滿且完整，在你美妙的世界裡一切安好。這就是事實。

# 我的人生才開始，而我愛死它了！

「肯定語究竟是什麼？」羅伯特・荷登問道。

「一則肯定語就是一個新的開始。」露易絲回答。

露易絲用肯定語改寫了人生。「我要告訴你，你的每一個念頭、所說的每一句話，全都是肯定語。」她說道。「肯定語認同你的想法為真，因此決定了你如何體驗你的生活。」抱怨是一種認可，感恩也是一種認可。每個想法、每句話都會認可某些東西。決定與行動也是認可，你選擇穿的衣服、選擇吃的食物、選擇做或不做的運動——都在形塑你的生活。

在說出肯定語的那一刻，你就走出了受害者的角色。你不再茫然無助，而是認可自己擁有力量。透過肯定語，你從日常無意識的沉睡中甦醒，肯定語可以幫你篩選想法，可以幫你擺脫自我設限的老舊信念，可以幫你更專注於當下，以及可以幫你療癒未來。「你今天所肯定的，將成為你明天的新體驗。」露易絲說道。

# 我原諒所有過錯，用愛釋放它們

　　許多人長年累月地心懷怨憎，因為他人對我們做的事，而覺得自己理直氣壯。我將這種情況稱為「困在自以為是的怨憎牢籠裡」。我們可以是「對」的，但這不會讓我們快樂。

　　我能聽到你的反駁：「你不知道他們對我做了什麼；那是不可原諒的。」不肯原諒，其實是一件可怕的事。你的痛苦就像每天吞下一小匙毒藥，毒素會慢慢累積，最後嚴重傷害到自己。當我們老是被束縛在過去，就不可能健康，也不可能自由。

　　逝者已矣，事情早就該結束了。放下吧，讓自己自由。走出牢籠，走進陽光燦爛的生活中。如果事情還在擺爛或苟延殘喘，那就問問自己，為什麼如此輕賤自己，還繼續忍受下去？為什麼你甘願待在這種情境下？不要浪費時間試圖「討回公道」，那是沒用的。我們給出去什麼，終究都會回到自己身上。所以放下過去，讓往事隨風，現在請好好愛自己。然後，我們都將有一個美好的未來。

# 愛自己就是我的魔杖

　　每一天我都能自在地看著鏡子中的自己，說道：「我就是愛妳真實的樣子。」我不必靠修補來讓生活變得更美好，以前的我是個習慣修補的人，我會修補我的感情，修補我的銀行存款，修補我跟老闆之間的關係，以及修補我的健康、我的創造力。

　　後來有一天，我發現了魔法。如果我能真正愛自己，愛自己的每一個部分，不可思議的奇蹟就會發生。困擾我的問題似乎消失了，也不再有需要修補的東西。因此，我關注的焦點就從修補問題，轉移到愛自己，並相信宇宙會給我需要及想要的所有一切。

# 我知道我從未失去任何人，
# 也不會拋下任何人

◆ **死亡與悲傷的對治方法** ◆

我坦然面對死亡的過程與哀傷。

我給自己時間與空間，

去經歷這些自然、正常的生命過程。


我溫柔地對自己，允許自己慢慢走出哀傷。

我知道我從未失去任何人，

也不會拋下任何人。

轉眼間，我就能跟遠去的靈魂再次相遇。


每個人終須一死。

有生必有死，樹木、動物、鳥、河流，

乃至星辰是如此，我也是如此。

這所有一切，都會在完美的時空序列中發生。

# 我打開一扇新的門，迎接新生

　　從我們呱呱墜地那一刻起，已經陸續走進了許多扇門。出生是一扇大門，也是一個巨大的轉變，從那以後，我們開始敲開一扇扇的門。

　　為了讓我們這一世能夠活得圓滿、充實，我們出生時就已經配備了所需要的一切。我們擁有需要的所有智慧及知識，擁有所需要的能力與才華，擁有所需要的所有愛。生命在這裡支持我們、照顧我們。我們需要知道這個真相，並相信這是事實。

　　各種門不斷地打開、關上，只要我們專注在自己身上，不論穿越哪一道門，平安永遠與我們同在。即使我們穿越的是這個星球的最後一道門，那也不是終點，而是另一趟新冒險的起點。改變永遠都不會是問題，請相信事實就是如此。

今天是嶄新的一天，
會有許多美好的新體驗。
我們是被愛的，我們是安全的。

# 宇宙對我說 Yes

　　宇宙與我們是「施與受」的關係，而接受就是以一個特大號的「Yes」來回應宇宙。「宇宙永遠跟你說 Yes。」露易絲說道。「它要你體驗自己的至善，當你尋求自己的至善時，宇宙不會說『我考慮看看』；它會直接說 Yes。宇宙永遠對你的至善說 Yes。」而你也要以 Yes 來回應。接受的關鍵在於你的意願，或者說你已經準備好了。當你聲明「我已經準備好要在這個情況下接收我的至善」時，就會改變你的觀點和處境。

　　接受能讓你跟宇宙同在，幫助你活在當下。深呼吸，吸進所有為你而存在的一切。「通常情況下，我們唯一欠缺的，就是接受的能力。」露易絲說。「宇宙永遠會回應我們的所求，但首先我們必須敞開心胸，有意願去接受。」接受的意願可以打開你的心，讓你超越自以為是的值得或不值得的信念，並顛覆你對可能性的一貫想法。樂於接受，可以幫助你注意到那些已經為你而存在的東西。

# 我呼吸著生命的圓滿與富足

　　你生來就是為了表達美好與愛。生命在等著你無條件接受它,去感受你值得它給你的一切美好。宇宙的大智慧與大能都任你取用,生命永遠與你同在、永遠支持你。相信你內在的力量,它會一直照應你。

　　如果你感到害怕,不妨去感受進出你身體的氣息。你的呼吸,是維持生命的最珍貴要素,是可以讓你自由取用的賜予。只要你活著,就有充足的呼吸來維繫生命。你不假思索地就接受了這項珍貴的生命要素,但卻又懷疑生命能否提供你其他的必需品。現在是時候去認識自己的力量,以及弄清楚自己有些什麼本事了。

　　向內探索,找出你是誰。

# 我全然地愛這樣的自己

　　我們未必要成為「完美的父母」。如果我們是慈祥的父母，孩子便很可能成長為友善的人，是我們希望結交到的那種朋友。他們會成功、會實現自我，因而帶來內在的平靜。

　　我認為，我們能為孩子做的最好一件事，
　　就是學會愛自己，因為孩子會耳濡目染。
　　如此一來，我們的人生會更美滿，
　　孩子的人生也更幸福。

# 我散發著成功的氣場，
# 到哪裡都能左右逢源

放棄內心的掙扎，

允許自己全然去享受今天的生活。

要心懷感恩，感謝自己的創造才能。

宇宙喜歡懂得感恩的人。

要為別人的成功而歡喜。

你做每件事都要樂在其中，好玩又有創意。

愛自己，也樂於生活。

現在你已經來到了另一個層次。

一切安好。

練習肯定語：我散發著成功的氣場，到哪裡都能左右逢源。

# 我願意每天都學習新事物

如果你抗拒改變，就做鏡子練習，反覆說以下的肯定語：

這只是一個想法，而想法是可以改變的。
我勇於改變、願意改變。

我張開雙臂迎接新的一天、新的事物。
我願意每天學習新事物。
每個問題都有解決之道。

所有經驗都是我學習及成長的機會。
我是安全的。

# 每個想法都在創造我的未來

露易絲在《全部可能性》（*The Totality of Possibilities*）的現場講座上說：「我這輩子都在看穿他人的真相。我看到他們存在的絕對真相，也知道健全的神就在他們之內，並能透過他們展現出來。」露易絲說的不是積極、正面的思考。事實上，露易絲不認為有所謂的正面或負面、積極或消極的想法。想法永遠都是中性的，只是我們處理想法的方式才有正負之分。

「那麼，我們如何才能真正改變自己的想法呢？」羅伯特·荷登問露易絲。

「你必須改變你與自己的想法之間的關係。」她說。

「怎麼做？」

「記住你的想法都是你想出來的。」

「也就是說，認清你才是想法的生產者，你的想法不是你。」羅伯特說。

「力量是握在生產想法的人們手裡，想法本身沒有力量。」她回應道。

# 我的生活圓滿而完整，
# 我已準備好要展開新冒險了！

　　你生命的每一刻都是完美、圓滿而完整的。神絕對不會半途而廢。你與無限的力量、無限的智慧、無限的行動、無限的「一」是一體的。

　　早上你帶著充實感醒來，知道你會完成今天該你負責的事務。你的每一次呼吸都是飽滿的，看到的每個場景都是完整的，所說的每句話都是充分的，而你負責的每個任務也都圓滿完成了。你不是在生命的蠻荒中獨自奮鬥。你釋出所有與抗拒有關的信念。

　　許多看不見的朋友會給你幫助，只要你開口邀請，他們隨時都準備好引導你、指點你，讓生活中的大小事都能不費力地步上正軌：該打的電話會準時完成，該收的郵件都會收到且及時回覆，企畫案取得了成果，與別人愉快合作。所有的事都及時發生，並符合完美的神聖秩序。一切大功告成，而你舒心愉快。這是圓滿的一天，事實也是如此。

# 我們之所以在這裡，
# 是為了愛自己、愛彼此

　　我們是唯一可以拯救這個世界的人。當我們為了共同的理念團結一心時，便會找到答案。我們必須永遠記住，有一部分的我們超越了身體、超越了人格、超越了病痛、超越了過去，也超越了我們的感情及人際關係。我們的核心是純粹的靈、永恆的靈。它一向都在，未來也永遠存在。我們之所以在這裡，是為了愛自己、愛彼此。當我們愛人如己，就會找到答案，進而療癒自己與這個星球。

　　我們正在經歷一個非常時期，各式各樣的事物都在轉變。我們甚至可能連問題的深度都不知道，但我們可以拚盡全力。這終會過去，我們會找到解決之道。我們所有人在靈性層次上是相連的，而在靈魂層次上則是一體的。我們是自由的，這就是事實。

# 主動思考：
# 我始終都能自由地選擇自己的想法

　　除非我願意，否則任何人地事物都無法宰制我，因為在我的腦袋裡，我是唯一的思考者。我有無比的自由，能夠選擇要想什麼念頭。我可以選擇積極的方式來看待生活，而不是發牢騷、抱怨，或是生自己或別人的氣。只看得到自己缺少了什麼，這是看待事情的一個角度，卻無法改變什麼。

當我愛自己，並發現自己處境惡劣時，
我可以這樣說：「我願意從意識中，
釋出造成這個困境的模式。」

　　我們都曾經有過消極或負面的選擇，但這不意味著我們不是好人，也不意味著我們就要被困在這些消極的選項裡。我們永遠都可以選擇放下過去的評判。

# 記得陪你的內在小孩玩得開心

　　要讓孩子成長茁壯，就要給孩子需要的愛、接納及
讚美。在這樣做沒問題的情況下，我們可以為孩子示範
「更好」的做事方法。但別忘了，你的內在小孩仍然需
要愛與認同。

　　你可以和內在小孩說出以下的正面陳述：

我愛你，我知道你已經盡力了。
你本來就是完美的。


你一天比一天更好，我認同你。
現在讓我們來看看，
這件事有沒有更好的做法。
成長與改變都可以很好玩，
而且我們可以攜手同行。

# 我始終都是完美、圓滿且完整的

在我無限生命的這一世中，
一切都完美、圓滿且完整。
我不再選擇去相信以前的限制與匱乏。
我現在選擇開始去看清自己，
就像宇宙眼中的我——完美、圓滿且完整。

我存在的真相是：
我是完美、圓滿且完整的受造物。
始終都是如此。
現在，我選擇帶著這樣的新理解生活。
我在對的時間來到對的地點，做對的事。
在我的世界裡，一切安好。

# 今天，我願意讓生命愛我

　　暫且放下這本書，講十遍生命愛你這句肯定語。然後，看著鏡子中的你，說以下的肯定語：今天，我願意讓生命愛我。注意你的反應，而且記得不要憋氣。

　　重複這則肯定語，直到你感覺身體舒適自在、心變得輕盈起來，而且腦袋裡的評論都是快樂的。意願是關鍵，只要你有意願，凡事都有可能。

　　「我鼓勵大家做這個鏡子練習的時候，要對自己寬容點。」露易絲說。「我知道剛開始做鏡子練習時，你可能會如臨大敵。因為這會揭露你最根本的恐懼，還有最糟糕的自我批判。但如果你持續注視著鏡子，會開始看穿這些批判，看出你實際上是怎樣的人。你對這個練習抱持哪種態度，是成功的關鍵。務必放輕鬆，帶著點好玩的心情，這點很重要。假如換個用語對你有幫助的話，我情願你不要再叫它鏡子練習，而是改叫它鏡子遊戲。」

# 我擁有改變生命的力量

　　記住，不論面臨什麼處境，都是你的想法將你往那裡帶的。你周遭的人怎麼看待你，都只是在反映你心裡所認定的自我價值。

　　然而，俗話說「境隨心轉」，想法是可以改變的，而情況也會隨之改變。原本我們受不了的老闆，可以成為最好的老闆；升遷無望的工作，可能會開啟另一個充滿可能性的新職涯；惹人厭的同事即使不能成為朋友，至少也會更好相處；原本捉襟見肘的薪水，可能會在眨眼間增加；或是找到更好的新工作。

　　如果我們能改變想法，就能打開無限多的管道，只要你放開心去接受。我們必須從意識中去接受一個事實：富足與成就可以來自任何地方。一開始的變化可能微不足道，例如你的老闆可能會多分派一項工作給你，而你可以藉此展示你的聰明才智及創造力。或者，你不再與某個同事敵對，結果對方的行為出現了明顯的轉變。不管是什麼變化，你都要欣然接受。你並不孤單。你就是改變的化身，創造你的力量，也賦予你同樣的創造力，讓你可以主動創造自己的境遇！

# 我願意改變並成長

　　人際關係是我們的鏡子。被我們吸引過來的人，就像鏡子一樣地映照出我們的特質，或是映照出我們對人際關係的信念。不論對方是老闆、同事、員工、朋友、愛人、配偶或孩子，都是如此。你看這些人不順眼的事情，跟你的信念有關，但你自己可能也會做。除非他們的特質在某些地方跟你的生命互補，否則你不會把他們吸引過來，或是讓他們進入你的生活圈子。

### ◆ 練習：我們 vs. 他們 ◆

　　花點時間，從生活中挑出一位你看不慣的人。描述不喜歡這個人的三個原因，也就是你希望對方改變的地方。

　　現在，直探你的內心問自己：「我有哪些地方也是這樣？我什麼時候會做同樣的事？」

　　閉上眼睛，留給自己一些時間完成上面的步驟。

　　然後問問自己是否願意改變。當你從自己的思維與行為中移除這些模式、習慣及信念後，對方要不是改變，就是會主動離開你。

# 我釋出「應該」這兩個字，
# 讓自己自由

　　我說過很多次了，我認為應該這兩個字，是我們的用語中破壞力最強的詞彙之一。事實上，每次只要我們用了這兩個字，不是在說我們現在或以前錯了，就是指我們即將犯錯。我想永遠把應該這個詞彙從用語中刪除，把它替換成可以。

> 「可以」跟「應該」不一樣，
> 「可以」一詞給了我們選擇的餘地，
> 讓我們永遠都不會出錯。

　　想五件你「應該」做的事，然後把應該改成可以。

　　現在問問自己：「為什麼我還沒有那麼做？」你可能會發現，多年來你一直在責怪自己做了一些當初根本不想做的事，或者不是你起頭的事。你可以從自己的清單中，移除多少件「應該」做的事？

# 感謝我身體的營養中心

露易絲說：「我下廚時，總會謝謝爐子有好好工作。」所以，當你在廚房時，要養成感謝烹飪器材的習慣。感謝你的洗碗機、果汁機、茶壺、冰箱等等，趁你還在廚房時使用以下的肯定語：

你好，廚房，你是我的營養中心。

我感謝你！你跟這裡全部的用具幫了我大忙，

讓我輕鬆烹調出美味又營養的餐點。

我的冰箱裝滿了有益健康的好食物。

我可以很容易就準備好美味、營養的飲食。

你讓我變得很開心，我愛你。

# 我用寵愛身體的食物來餵養自己

　　想法和食物就是王道，決定了你的所有一切。如果你有良好的營養，就能讓你的大腦好好工作。如果從改變飲食習慣做起，就能更容易理解正面的新想法，並在生活中做出更好的選擇。

　　從以下的肯定語開始：

我愛自己，因此我
選擇營養的飲食來寵愛及餵養身體，
我的身體也會充滿活力地
用健康及滿滿的能量來回應我。

## 我願意愛我的內在小孩，
## 並真心接納他

　　無論你多大年紀，內心都有一個需要愛與接納的孩子。如果妳是女性，不管如何獨立，心裡都有一個需要幫助的柔弱小女孩。如果你是男性，不管多麼有自信，心裡都住著一個渴求溫暖及親情的小男孩。

　　每次當你心生恐懼時，都要意識到那是你的內在小孩在害怕。長大成人的那個你不會害怕，卻與內在小孩失去了連結，沒能去陪伴與照顧他。你身上的大人與小孩需要培養感情，維繫好關係。

　　你的內在小孩真正想要的是受到關注、有安全感，以及被愛。如果你能每天花些時間，開始跟內心深處的孩子連結、交流，生活將會變得更美好。

　　讓我們一起說以下的肯定語：我願意愛我的內在小孩，並真心接納他。

# 我發誓以慈悲心來對待自己

　　活在世上，每個人難免都有一些自認為無法接受或無法喜歡的領域。如果我們真的對某個部分的自己很生氣，往往就會虐待自己。我們會濫用酒精、毒品、香菸，或是暴飲暴食；我們會痛斥自己、挑自己毛病，這是我們最糟糕的行徑之一，殺傷力比什麼都強。

　　我們必須停止對自己的一切評判，一旦戒除自我評判的習慣，神奇的事隨之發生了——我們也會停止評判別人。這是因為每個人都是我們內心的映照，我們在別人身上看到的，也會在自己身上看到。

　　當我們埋怨別人時，其實是在抱怨自己。等我們真正愛自己、接受自己，就再也沒什麼可抱怨的了。我們不能再傷害自己，同樣也不能傷害別人。讓我們立下誓言，再也不會為了任何事情來評判自己。

# 不要忘了，今天我要過得開心

　　不管你正在做什麼，都沒有必要弄得索然無味，你一定可以在其中找到樂趣。就像在玩遊戲一樣，可以讓你樂在其中。一切都看你怎麼想！只要你願意，即便是練習寬恕、釋出怨恨都可以是有趣的。同樣的，你可以為自己很難釋然的人或事情編一首小曲子，當你哼唱時，整個放下的過程會自然而然地輕鬆起來。我在做一對一的個案諮詢時，只要一逮到機會，就會把笑聲帶進來。越早笑出來，就越容易放下，越能對整件事情釋然。

　　如果你看到自己煩惱的問題，成了劇作家尼爾・賽門（Neil Simon）放在舞台上的哏，你可能會笑到從椅子上摔下來。悲劇和喜劇是同一回事，都取決於你怎麼看。「噢，我們這些凡人啊，都是十足的傻瓜」*。

　　盡你所能地，讓你的轉變成為充滿喜悅和快樂的一趟旅程，祝你玩得開心！

---

* 編按：此句原文改編自莎士比亞《仲夏夜之夢》的名句「Lord, what fools these mortals be!」

# 我可以幫上什麼忙？

　　許多人需要生活目標，例如一年或五年目標——但我從來沒這樣做過。事實上，我很少刻意追求過某個明確定義的目標，我的問題一向都是：我如何幫助大家？這個問題我已經問過無數次了，今天依然在問。

　　當我看到世界上還是有層出不窮的棘手狀況時，我明白自己或許沒辦法具體幫上忙，而我能做的是主動提出：「我可以幫上什麼忙？」在能量層次上，將這樣的意圖投射出去。

# 我的目標是熱愛每一個當下

　　我把「愛」寫進每天的行事曆裡，無論是去市場、進辦公室、繞著地球跑或只是待在家裡。人生在世，我們的使命之一，就是協助療癒世界。所以，我們得從療癒自己開始。

　　　　　　我們人在哪裡，
　　　　　世界的中心就在哪裡。
　　　　我們的想法像池塘的漣漪一樣，
　　　　　會從我們身邊擴散出去。

　　當我們懷抱和諧的想法來創造內在和諧時，和諧的能量會從我們身上擴散到全世界，觸及其他人、地方及事物，而外界會感覺到這些振動並給予回應。我們要做的是，確保自己散發出去的是和諧與愛。

# 我感謝生命中所有的愛

　　愛會在我們最不經意的時候到來，在我們不刻意尋找時主動上門。強求來的愛，永遠不會帶來合適的伴侶，只會造成渴望與不快樂。愛在我們之內，不假外求。

　　對愛不能說風就是雨，期待愛情立刻降臨。或許你還沒有準備好，又或者你的進度還不足以吸引到你要的愛，所以你需要耐心。不要為了只圖有個伴，而勉強接受任何人。訂下你的標準，你想吸引什麼樣的愛情？列出你自身的特質，你會吸引到擁有相同特質的人。你也可以檢視一下，是什麼在阻擋你的愛到來。也許是挑剔、評判？或覺得自己不配？擇偶標準不合理？有偶像包袱？害怕親密關係？或是相信自己不可能被愛？

做好準備，等待愛降臨的那一刻。

為愛騰出空間，準備好去滋養愛。

認真去愛，自然就會有人愛你。

打開心門，去接受愛。

# 做自己喜歡的工作，
# 自然會得到好報酬

## ◆ 事業成長的肯定語 ◆

我跟所有同事都相處融洽，
在相互尊重的氛圍中工作。

我為尊重我、給我優渥報酬的人工作，
而且工作環境非常舒服。

我很容易找到工作，收入不斷增加。
我的工作充實，令我心滿意足。
每次都能遇到很棒的老闆。
去工作總是很愉快。

我有很棒的職場生涯。
我感謝自己的職業。

# 我身體的每個細胞
# 都蘊含神聖智慧

在我無限生命的這一世中，
一切都完美、圓滿且完整。
我把身體當成好朋友，
身體的每個細胞都蘊含神聖智慧。

我傾聽它跟我說話，我知道它的建議是正確的。
我總是安全無虞，受到神的保護與引導。
我選擇健康與自由。
在我的世界裡，一切安好。

# 我請求愛教會我如何去愛

　　對人們來說，愛的溝通是最快樂、最強大的體驗之一。我如何走到了目前這個層次？我下了很多心血，看了很多書，漸漸明白了生命的道理。例如，「我所想的、所說的，從我身上發散出去後，宇宙會給予回應，讓它們又回到我身上。」

　　因此，我開始尋求幫助，並觀察自己。當我給自己一個旁觀者的空間，不評斷、不批判，我就能在愛的溝通上有大的進步。

我相信什麼？

我感覺到了什麼？

我如何反應？

我要怎樣才能更有愛？

然後我對宇宙說：「教我怎麼去愛吧。」

# 我接受療癒與良好的健康，
# 就在此時此地

良好的健康是我的神聖權利。
我敞開自己，接受宇宙所有的療癒能量。
我知道身體的每個細胞都具有智慧，
懂得如何自我療癒。

　　我的身體總是努力去追求完美的健康，現在，我要釋出破壞完美療癒的所有障礙。我學習營養學，只用有益健康的食物餵養身體。我關注自己的想法，只想有助於健康的念頭。我愛自己的身體，把愛傳送給所有器官、骨骼、肌肉及身體部位，並用愛澆灌身體的每一個細胞。我由衷感謝身體幫我的健康打好了底子，現在我接受療癒及良好的健康，就在此時此地。

# 當我修正自己的想法時，
# 問題就迎刃而解了

　　如果你從事自己不在乎的工作，如果你想要扭轉自己的處境，如果你的工作出了狀況，或者正在待業中，最好的處理方式如下：

　　首先，用愛祝福你的現狀。要知道，現狀只是路途上的一塊墊腳石。你會走到現在這個處境，都是因為自己的思維模式。如果「他人」對待你的方式不如你意，那麼你的意識中一定有某種吸引他人那樣做的模式。因此，觀想你目前的工作或最後一份工作，開始用愛祝福一切——建築物、電梯或樓梯、房間、家具及工作設備、你為之工作的對象，以及跟你共事的人——加上每一個客戶。

　　接著，為自己說以下的肯定語：我每次都為最棒的老闆工作。我的老闆總是尊重我、禮遇我。我的老闆慷慨又好相處。這些話將會跟你一生同行，如果你有朝一日當上老闆，也會成為這種好老闆。

# DAY
## 140

# 我寬容的態度，
# 吸引來新靈感與新開始

　　只要你一直抱持著不原諒的念頭，絕對無法擺脫痛苦。如果你繼續選擇生氣及怨恨，怎麼可能在這一刻快樂起來呢？痛苦的想法創造不出快樂。不管你覺得自己有多理直氣壯，不管「他人」做了什麼，如果你緊抱過去不放，那麼將永遠不得自由。原諒自己、也原諒他人，可以讓你從往事的牢籠裡走出來。

　　當你覺得自己受困在某種困境裡，或是覺得肯定語沒有發揮作用，這通常意味著你的寬恕工作沒有做完。

　　當你不能自由地活在當下這一刻，多半是因為你還抓著過往的時刻不放。你緊緊抓住不放的，或許是懊悔、悲傷、傷痛、恐懼、愧疚、責備、憤怒、怨恨，有時甚至是報仇的渴望。這些情緒狀態都來自不願寬恕的心態，拒絕放手，也拒絕進入當下。只有在當下這一刻，你才能創造未來。

# 我是安全的，一直受到神的護佑

　　我與生命是一體的，所有生命都愛我、支持我。因此，我主張要在所有層次都得到愛及接納。我接受自己的全部情緒，並會在必要時以妥當的方式來表達情緒。我不是我的父母，不會依附於他們憤怒與評判的老舊模式。我已經懂得觀察情勢，不再不假思索地直接回應，也因此現在我的生活比以前平靜多了。

我是獨一無二的，
不再選擇為了小事抓狂。我心平氣和。
這就是我存在的真相，我接受事實如此。
在我的內在世界，一切安好。

# 我是永恆「一」的獨特表達

　　我來這裡學習無條件地愛自己、愛別人。儘管每個人都具備可測量的特質，比如身高和體重，但對我來說，還有比這具肉身更重要的東西──那些無法測量的部分，正是我的力量所在。

　　拿自己跟別人比較，只會覺得自己比別人高一等或低一等，而不可能接受真正的自己，真是浪費時間和精力啊！

　　　　我們都是獨一無二的美好存在，
　　　　每個人都不一樣，每個人都很特別。
　　　　我要朝內走，感受到每個人都連結在一起，
　　　　都是永恆「一」的獨特表達。

# 我用愛來迎接內在小孩

　　走到鏡子前面，凝視著你的眼睛。看穿鏡子中那個成人的外表，迎接你的內在小孩。這個孩子想告訴你什麼？

1. 找一張你小時候大約五歲的照片，將照片貼在浴室的鏡子上。

2. 端詳這張照片幾分鐘。你看到了什麼？你看到的是一個快樂的孩子嗎？或是一個不開心的孩子？

3. 看著鏡子，對著你的內在小孩說話（你可以看著照片，或直接注視自己的眼睛——選擇會讓你更自在的做法）。如果你童年時有小名，就用這個小名來叫喚你的內在小孩。更好的方式是坐在鏡子前面，如果是站著，你可能會因為對話時太難受而逃離。所以建議你坐好，身邊備好一盒面紙，然後開始跟你的內在小孩說話。

4. 敞開你的心扉，說出你深埋在心底的想法。

5. 講完後，說出以下的肯定語：*我愛你，親愛的。我就在這裡，你是安全的。*

# 寬恕幫助我開創更美好的未來

　　很多人覺得寬恕是一個棘手且令人費解的概念，但是要知道，寬恕與接受是兩回事：原諒某個人，不代表你認同對方的行為！寬恕是發生在你內心世界的事，完全與另一人無關。真正的寬恕，其實是讓你從痛苦中解脫出來。

　　此外，寬恕也不代表你允許他人持續對你做出讓你痛苦的行為或事情。堅守立場並畫出健康的界線，往往是你所能做的最愛自己也最愛對方的行為。

　　不論你因為什麼而感覺痛苦到難以原諒，你都可以超越那些感覺。你是有選擇的，你可以選擇心懷怨恨地被困在原地，或是選擇幫自己一個忙，願意原諒過去發生的事情。放下，就讓它過去吧！繼續往前走，去開創快樂、充實的人生。你可以自由地、隨心所欲地去創造你想要的生活，因為你擁有選擇的自由。

# 我選擇相信神是慈愛的

我有能力去選擇看穿事物的真實本質，
也選擇如神一樣，用愛來看待所有一切。
既然神的本質無處不在、無所不能，
因此我知道，整個宇宙無處不是神的愛。

神的愛環繞著我，安住在我之內，
走在我前面，為我鋪平道路。
我是備受恩寵的宇宙之子，
宇宙慈愛地照顧著我，從現在到永遠。

當我需要什麼時，
我向創造我的大能求助，
請求祂供應我的需求，
而在得到回應之前，我會先心存感謝，
因為我知道，回應會以
完美的時空序列來到我身邊。

# 我的每個選擇，對我來說都是完美的

　　什麼能帶給你歡喜？什麼能讓你的內心歡唱？直探內心，相信生命的歷程會為你揭示你的真正使命。你會發現當你做真正喜歡的事情時，錢會隨之而來，體重會穩定下來，消化不良的問題也會消失。與此同時，你會找到能令你真正快樂的事，進而去追求。祝福你一路走來的這條路，並明白當初你踏上這條路時，這條路就是最適合你的。

　　現在，你向宇宙張開雙臂的時候到了，用愛來擁抱自己，在生活中迎接神聖秩序的新進展。以下是適合你使用的肯定語：

我信任生命的歷程。

我的每個選擇，對我來說都是完美的。

我是安全的，這只是一個改變。

我用愛釋放過去，

現在我開創了一個美好的新事業，

從中得到深刻的滿足。

這就是事實！

# 用愛祝福我的工作

　　有個年輕人即將投入新工作，為此緊張兮兮。我記得當時是這麼跟他說的：「為什麼你覺得自己不能勝任？你當然會成功。把你的心打開，讓才華迸發出來。用愛祝福你的公司、你的同事、你的上司，以及所有顧客，一切都會順利的。」

　　他照著做了，結果非常圓滿。

　　如果你有意離職，那麼開始用愛來放下現職，好讓另一個人可以歡喜地接下你的職務。要知道，外面有人正在尋找你這樣的人才，即便是現在，生命的棋盤也正在牽引你們相遇。

# 我愛我的車子

我覺得自己開車既安全又愉快。
我把車子照顧得很好，
車子也把我照顧得很好。

車子隨時待命，準備好跟我到處去。
保養廠的師傅技術一流，也很寶貝我的車子。
每次我一上車，都帶著滿滿的愛，
所以愛總是與我同行。

我把愛分送給路上的駕駛人，
畢竟我們都在一條路上同行。
愛是我的前導，還會在目的地迎接我。

# 我有能力改變我的想法及世界

如果人人都能每天練習與內在的寶藏連上線，我們真的可以改變世界。活在真理中的人會改變世界，因為我們存在的真相，就是有無條件的愛供我們所用。我們充滿了不可思議的歡喜、寧靜的平和，並與無限智慧相連結。我們所需要做的，就是明白這個事實，並且親自體驗它！

今天我們的心理狀態，是在為明天預做準備。我們所想的、所說的，以及所接收的信念，都在形塑我們的明天。每天早晨站在鏡子前面，看著自己說出以下的肯定語：

我被灌注無條件的愛，今天我要把它表達出來。
我滿心歡喜，今天我要把它表達出來。
我內心一片祥和平靜，我今天要跟人分享。
我被灌注了無限的智慧，今天我要運用它。
這就是關於我的真相。

# 我喜歡做自己

　　我看見自己擁有「一」的意識，以及與神聖的力量同在。我覺知到自己始終都明白神的力量就在我之內，而我之內的這股神聖力量，就是我一切渴望的泉源。我自信地召喚神的示現，來滿足我的一切需求。我無條件地熱愛神的所有表達，知道一切真相。在人生路上，我始終跟神性之我（Godself）歡喜同行，歡喜地展現我本有的良善。隨著我的智慧增長，對靈性也更加了解，而我每一天都更充分地展現自己真實本質的內在美與力量。

　　神聖的秩序始終都出現在我的體驗中，而且我有充裕的時間來完成我選擇去做的所有事情。我總是以智慧、理解與愛來待人接物，而我的言語也受到了神的指引。我看見自己在工作上、書寫時、言談中，都能以深刻的理解與智慧，輕鬆不費力地展現靈性的創造能量。有趣的、振奮人心的點子在我意識中流動，讓我能歡喜地表達出來，並把接收到的點子充分地體現出來。

# DAY
# 151

# 我跟生命說 Yes，
# 生命也跟我說 Yes

「我所做的，就只是傾聽內在的聲音，然後說 Yes。」當露易絲回顧她寫作及教學的事業時說道。「我從來沒想過自己會出書。我的第一本書，就是那本藍皮的《創造生命的奇蹟：身體調癒 A-Z》，原本只是我編寫的一本小冊子。有人建議我把它擴寫成一本書。我就說了 Yes。當時我根本不曉得要如何出書，於是幫手們就陸續現身了。這只是一場小冒險。」她完全沒料到這個「小冒險」會成為暢銷書，促成出版業的自助書革命。

露易絲站上演講台的經歷也大致如此。「有人請我去演講，我答應了。我根本不曉得要講什麼，但是當我說 Yes 時，馬上就感覺到自己受到了指引。」一開始是演講，後來是研討會，然後是賀宅夜遊。「有幾名男同志經常來參加我的研討會。」露易絲回憶道。「然後有一天，有人問我是否願意為愛滋病的男病友主持聚會。我說：『好啊，我們來辦聚會，看看會怎樣。』」當時並沒有什麼正式的行銷計畫。去上《歐普拉秀》及《唐納修秀》的機會也不是她爭取來的。「我跟著自己的心走。」露易絲說道。

# 當我愛自己並接納自己時，
# 愛別人就更容易了

### ◆ 增進友誼的肯定語 ◆

我願意釋出把糾紛不斷的友誼

吸引過來的內在模式。

我愛自己、接納自己，像磁鐵一樣把朋友吸引過來。

我跟朋友的關係良好，我是個有愛心的益友。

我相信自己、相信生命，也相信朋友。


當我愛自己、接納自己時，愛別人就更容易了。

即使我犯了錯，朋友們也會幫助我度過難關。

我值得收到這些支援。


我的朋友給了我愛和支持。

同時我們也都有做自己的充分自由。

我對別人的愛與接納，帶來了長久的友誼。

# 我虛心受教、懂得學習，
# 而且願意改變

在我無限生命的這一世中，
一切都完美、圓滿且完整。
現在我選擇冷靜、客觀地去看待我的舊模式，
我願意改變。

我虛心受教、懂得學習，而且願意改變。
我選擇樂在其中。
一旦發現有需要釋出的舊習慣時，
我選擇的回應是：就像自己挖到寶了。

我看到並感覺得到自己每時每刻都在改變。
想法再也影響不了我。
我是這個世界上的強大力量，我選擇自由。
在我的世界裡，一切安好。

# 我越是愛自己，
# 越是覺得生命愛我

　　「生命總是努力地愛著我們，但我們的心態必須開放，才有辦法看出來。」露易絲告訴羅伯特·荷登。

　　「心態要如何保持開放呢？」他問。

　　「願意愛自己。」她說。

　　「愛自己是讓生命愛你的關鍵。」

　　「當你不愛自己，又把這種狀態投射到別人身上時，你會責備別人不夠愛你，並且只會看到一個不友善的宇宙。」露易絲解釋道。

　　「投射形成知見（Projection makes perception）。」羅伯特說，他分享的是《奇蹟課程》的一句話。

　　「恐懼讓我們看見一個世界，愛讓我們看見另一個世界。」露易絲說。「我們自己決定哪個世界才是真實的，也決定自己要住在哪一個世界。」

# 每個問題都有解決之道

　　沒有解決方法的問題是不存在的；不存在無解的問題。不論你面臨任何可能出現的不和諧，都可選擇超脫問題的表象，尋求神聖的解決之道。

　　只要有心，遇到任何衝突或困惑，都可視為一個學習機會。你必須放下所有的責怪，向內探求真相，這點非常重要。

　　另外，你還要有意願，願意試著從意識中去釋出會導致這種情況的任何一種模式。

# 今天，
# 我要相信更高的力量

　　很久以前，我就知道自己是「一」的一種存在形式，身上帶著神性及神的力量，靈性的智慧與理解就在我之內，由此可見，我在這個星球上的一切人際往來都受到了神的指引。

　　　　一如所有的星辰與星球
　　　都在各自的完美軌道上運行，
　　我也置身在神聖的正確秩序中。

　　以我有限的人類心智，或許不能參透所有的玄機；但我知道，從宇宙層次來看，我是在正確的位置上，在正確的時間做正確的事情。我目前的經歷，是打開新覺知與新機會的墊腳石。

# 現在我要迎來成功的事業，
# 這是我應得的

　　如果你喜歡現在的工作，卻覺得酬勞太低，那麼就用愛祝福你的薪水吧。感恩自己已經擁有的，但還有成長的空間。認同你正在敞開意識來接受更多的成功與富足，而其中一部分就是上漲的薪資。認同你應該且值得加薪，但不是因為某些消極的理由，而是因為你是公司的珍貴資產，老闆想跟你分享利潤。

　　在工作上永遠全力以赴、做到最好，這等於告訴宇宙你已經準備好了，可以提拔你到下一個更好、更能施展抱負的地方了。

　　你的意識帶著你走到目前的處境，它要不是讓你在原地踏步，就是將你帶往一個更好的位置。至於是哪個選擇，則由你決定。

# 我用愛祝福我的收入，
並看著收入成長

　　我的收入很適合我。每天我會多愛自己一點，當我這麼做時，發現自己打開了新的收入來源。富足會透過許多形式與管道前來，而且是無限的。有些人抱怨說他們只能靠著固定的收入過活，沒想到「一語成讖」，反而限制了自己的收入。

　　然而，只有固定的收入是誰的責任呢？有的人是覺得自己不配掙得比父親多，有人則是認為自己無法超越父母的身價。關於這個問題，我要告訴你的是，我們可以敬愛父母，但收入仍然可以超越他們。宇宙是無限的，每個人的所得都來自於這個宇宙。我目前的收入，反映出我的信念及我的價值。這與索求無關，而是允許自己去接受。我為了自己，去接受源源不斷的穩健收入。

# 我每天都在工作中體驗到奇蹟

　　愛的祝福是強大的工具，適用於任何工作環境。在你進公司前就把祝福送出去，用愛祝福公司的每個人、每個地點、每件事。如果遭遇到問題，同樣用愛祝福。使用肯定語來認可你在人事上、職務上，都能在和諧狀態下取得共識。

我與工作環境、所有人都非常和諧。
我始終都在這樣的和諧氣圍中工作。
我重視並尊敬每個人，
他們同樣也重視並尊敬我。
我用愛祝福這個情況，並且知道
所有的相關人士都會得到最有利的結果。
我用愛祝福你，放手讓你達到你的至善。
我祝福這份工作，並把它移交給一個會珍惜它的人，
我則恢復自由之身，去接受一個更棒的新機會。

　　從以上的肯定語中，選出符合你情況的幾句話使用或改寫，然後一遍遍複誦。每次想起對方或是相對應的情況，就重複這些肯定語。消除內心對這種情況的負面能量，改變你的想法，就可以改變你的實際體驗。

# 在瞬息萬變的生活節奏中，
# 我感到安心

　　以前我進行一對一的個案諮詢時，總會聽到案主替自己的局限性辯駁，要求我體諒他們是因為這個或那個理由才會陷入困境。如果我們相信並接受自己被困住了，就真的動彈不得了。我們會「被困住」，是因為我們的負面或消極的信念實現了。相反的，如果一開始我們就把關注點放在優勢上，情況就不一樣了。

　　很多人告訴我，我的錄音帶救了他們一命。但是，我要你們明白，任何書籍或錄音帶都救不了你，塑膠匣內的小小錄音帶無法挽救你的人生。你如何運用所獲得的訊息，才是關鍵所在。我可以給你們一堆點子，但有用沒用則取決於你們怎麼做。我建議反覆聽同一卷錄音帶，至少能聽上一個月，好讓裡面的訊息變成新的習慣模式。

　　我不是你的療癒師或救星，唯一能幫你改寫人生的人，是你自己。

# 這只是想法，
# 而想法是可以改變的

　　到目前為止，你所有的人生經歷都是你過去的想法及信念創造出來的。它們是你在昨天、上週、上個月、去年、十年前、二十年前、三十年前、四十年前或更久之前，用自己的想法和言語所創造出來的。

　　然而，那都是你的過去，而過去的就過去了。在這一刻，最重要的是你現在選擇想什麼、相信什麼、說什麼。因為這些想法和言語將會創造你的未來。你可以使得上力的時間點只有當下這一刻，並且每一個當下都在建構你的明天、下週、下個月、明年乃至未來的經歷。

　　你或許會注意到此刻自己在想什麼，這個或那個想法是負面的，還是正面的？是積極的，還是消極的？你想讓這樣的想法為你創造未來嗎？單純地去觀察，不做任何評判，並覺知到自己在想什麼。

# 今天，
# 我創造美好的新未來

我們正在學習生命的運作方式，這就像學電腦一樣。第一次接觸電腦時，你會學習一些簡單的基本操作流程——如何開機與關機、如何打開和儲存文檔、如何列印。在這個階段，電腦會為你創造奇蹟。但是，等你更了解電腦後，電腦還能為你做更多的事。

生命也是如此。我們越了解生命的運作，生命就可以為我們帶來更多的奇蹟。

生命有自己的節奏與流動，

而我是生命之流的一部分。

生命支持我，只帶給我有益的正面體驗。

我相信生命歷程會促成我的至善，

為我帶來最多的好處。

# 每一天,我都在各方面
# 感覺到自己越來越健康

　　每個人對於飲食與健康,都有自己的想法和習慣。如果你很清楚自己能夠養成健康的飲食習慣,相信自己可以得到療癒,那麼正確的訊息和助力就會來到你身邊。如果你認定某件事難如登天、太花時間或是不可能辦到,這些都會反映在你的生活及習慣上。當你改變立場,相信某件事絕對辦得到,辦法就會顯現出來。練習以下的肯定語:

身體你好,感謝你如此健康。

守護我的健康是輕鬆不費力的事。

我已經痊癒了,我是完整的,這是我應得的。

我的身體知道如何自我療癒。

每一天,我都在各方面,

感覺到自己越來越健康。

我歡喜地選擇營養又美味的食物,

身體喜歡我為每一餐選擇的完美食物。

規畫健康飲食讓我樂在其中,我值得花這些功夫。

當我用健康飲食來餵養自己時,

就是為新的一天滋養我的身心。

# 今天，我要讓自己的感覺好一點

　　我認為生活的真正目標，是過得開心。我們想要財富，是為了能過得開心，我們想要健康，是為了活得更開心。我們想要美滿的感情，是認為這樣我們會更開心。不如我們乾脆一點，把目標直接設定為過得開心，就可以省去一堆額外的工作。

此時此刻，我如何才會真正覺得開心？
現在我可以抱持什麼想法，
讓自己感覺好一點？
這是我們需要持續問自己的問題。

# 獨特的才華與能力，
# 在我身上流動

在我無限生命的這一世中，
一切都完美、圓滿且完整。
獨特的才華與能力，在我身上流動，
痛快淋漓地表達出來。

外面的世界始終有人在尋求我的服務，
我一直都很搶手，
可以挑選自己想做的事。

我做自己滿意的工作，收取優渥的酬勞。
我樂在工作、享受工作。
在我的世界裡，一切安好。

# 我值得被愛

### ◆ 擁抱性慾的肯定語 ◆

探索自己的性慾是安全的，
我享受且能自由地表達我的慾望。

神創造並認可我的性慾。
我愛自己，也愛我的性慾。
我愛自己，這是安全、可靠的。
我允許自己享受我的身體。

我超越自我設限的信念，完全接受自己。
不論在任何情況下，做自己都是安全的。

我的性慾是美好的禮物。
我值得被愛。

# 現在，我的人生由我作主

　　很多人的內心都有一個迷惘、孤獨、覺得自己被排擠的小孩。或許長久以來，我們跟內在小孩的唯一接觸就是斥責及批評他。然後，我們竟然還納悶為何自己不快樂。我們不可能一邊排斥自己的某個部分，一邊還想維持內在的和諧。

　　從現在開始，接下來幾天，想像你牽著內在小孩的手，不論去哪裡都帶著這個孩子同行。看看你們會有什麼快樂的體驗。這聽起來可能傻兮兮，但請你試試看。真的有效果。為你自己及你的內在小孩創造美好的生活體驗，宇宙會回應你，你將會找到療癒自己及內在小孩的方法。

　　讓我們來念誦以下的肯定語：我愛我的內在小孩。現在，我的人生由我作主。

# 我傾聽身體的智慧

　　身心的痛苦會以多種形式發生在我們身上：疼痛、擦傷、踢傷的大拇趾、瘀青、消化不良、失眠、反胃及各種身體不適。這些都是身體在向我們傳遞訊息，揮舞著紅旗來引起我們注意的方式——通報我們生活出了狀況的最後一搏。

　　疼痛時，我們會怎麼做？通常我們會跑到藥櫃或藥房拿止痛藥服下，出此下策等於在對身體說：「閉嘴！我不想聽你說話。」

　　然而，到了某種程度後，你不得不留意正在發生的事，讓自己去傾聽身體的聲音。因為基本上，你的身體渴望健康，而它需要你的配合。

　　將每一種疼痛都視為老師，而他正在告訴你，你的意識裡有一個虛妄的想法。你所相信的、所說的、所做的或是所想的，都不符合你的至善或最高利益。我總會想像身體拉著我，說：「拜託，注意一下！」當你發現疼痛或疾病背後的心理模式時，就有機會透過鏡子練習來改變這種模式，平息各種形式的不適。

# 凡不能支持我、滋養我的信念，
# 都要捨棄

　　處理成癮行為時，愛自己、認同自己、信任生命歷程，以及明白心智力量而產生的安全感，都非常重要。根據我與成癮者相處的經驗，知道他們中的多數人都極度憎恨自己，對自己毫不寬容。他們會日復一日地自我懲罰。為什麼？因為他們在童年的某個時候，錯把以下的信念當成真的：自己不夠好；自己不乖，需要受到懲罰。涉及肢體虐待、精神傷害、性侵的幼年經歷，更會促成深深的自我厭惡。

　　坦誠、寬恕、愛自己，以及活在真相中的意願，可以幫助當事人療癒這些早年的創傷，讓成癮者暫時從他們的行為中得到喘息的機會。我還發現，成癮者的人格是充滿恐懼的，他們害怕放手，也不敢安心地相信生命歷程。只要我們相信這個世界不安全，就會有某些人或狀況在等著「逮到」我們——這樣的信念就會成為我們的現實。

　　你願意捨棄無法再支持你、滋養你的想法和信念嗎？如果你的答案是肯定的，那就意味著你已經準備好繼續我們的旅程了。

# 我要釋出生活中所有的負面嗜好

我與生命同在，所有生命都愛我、支持我。
因此，我認為自己有很高的自我價值及自尊。
我在各個方面都愛自己、欣賞自己。

我不是我的父母，不會有他們可能有過的成癮模式。
不論我以前是什麼樣子，在現在這一刻，
我選擇消除所有負面的自我對話，
愛自己，並認同自己。

我是獨一無二的，我為自己是這樣的人而高興。
別人可以接納我、愛我。
這是我存在的真相，這就是事實。
在我的世界裡，一切安好。

# 當我原諒自己時，
# 就更容易原諒別人

　　提到原諒或寬恕，你腦海中出現的是誰？你認為絕對不會忘記的經歷是什麼？無法原諒的人是誰？是什麼讓你執迷於過去？當你拒絕原諒，緊抓著過去不放手，就不可能活在當下。

　　唯有活在當下，才能創造未來。寬恕是送給自己的禮物，它能讓你從過去、過去的經歷及過去的關係中解脫出來。寬恕讓你活在當下，當你原諒自己也原諒別人，你就真的自由了。

　　真心的寬恕會帶來巨大的解脫感。通常，你需要原諒先前一直在忍受痛苦的自己，以及不夠愛自己、以至於無意擺脫那些經歷的你。要愛自己、原諒自己、寬恕別人，並活在當下。只要你敞開心扉，舊日的傷痛和苦楚就會紛紛從肩膀上滾落下來。立足於愛，你永遠都是安全的。原諒每個人，原諒自己，原諒過往的所有經歷。這樣的你是自由的。

# 我所有需求的回應，
# 都會在完美的時間點到來

　　我相信凡是我需要明白的事，都會揭露給我知道，所以我必須睜大眼睛、豎起耳朵。記得在我罹患癌症時，心裡總想著足部反射治療應該會對我有幫助。然後有天晚上我去聽一堂課，才剛剛坐下，就有一位足部反射治療師在我旁邊落座。我們聊了起來，才得知他甚至提供到府服務。我沒有去尋找治療師，是治療師自動送上門了。

　　我也相信，無論我需要什麼，都會按照完美的時空序列來到我身邊。當我的生活出問題時，我會立刻這麼想：「一切安好，沒事的，我知道一切都會好起來的。這是一個教訓、一次經歷，我會平安度過的。在這件事情裡，總有些東西是為了促成我的至善而來的。一切都很好。好好呼吸，會沒事的。」我會盡量讓自己冷靜下來，理性地思考發生的事，而當然，我確實解決了所有事情。或許這個過程需要一些時間，但有時候原本看似大災難的事件，到了最後居然翻轉成相當不錯的局面，或至少不再是一開始看起來的那麼糟糕。每個事件都是一次學習的體驗。

# 我是純粹的靈魂

我追隨內在的星辰與亮光，
用自己獨特的方式綻放光芒。

我是非常寶貴的存在，擁有美麗的靈魂，
還有一副外在的身體與一個人格，
但我的靈魂才是核心。

我的靈魂是我永恆存在的一部分，
它始終存在，永遠都會存在。
我的靈魂有過許多人格，以後還會有更多。
我的靈魂不可能被傷害或被摧毀，
而且只能透過人生經歷來添光增彩。

生命還有很多我無法理解之處，
我永遠不會知道所有答案。
但我越是允許自己去理解生命的運作方式，
就有越多的力量與能量供我使用。

# 今天，我要守護好我的內在小孩

守護你的內在小孩，這個孩子嚇壞了，
他是個受到傷害、不知所措的孩子。
待在孩子身邊，擁抱他、愛護他，
盡你所能地滿足孩子的需求。

一定要讓你的孩子知道，無論發生什麼事，
你都會在他身旁守護。
你永遠不會背棄或拋下孩子不管。
你會永遠愛這個孩子。

# 我欣然放下所有對愛自己的抗拒

　　有人問露易絲，鏡子練習時常見的錯誤是什麼。露易絲說：「最大的錯誤就是不做練習！有太多的人連試都不願試，就斷定鏡子練習不管用。」她還說，至於那些開始練習的人，也常因為自我批判而被嚇到中斷練習。「你看到的缺陷，並不是你存在的真相。」露易絲解釋。「你如果心存批判，就會看到自己的缺陷。而當你去愛時，就會看到自己的本質。」

　　接著，她被問及鏡子練習有哪些常見的障礙。露易絲回答：「紙上談兵不能讓鏡子練習發揮作用，只有實際練習才有效果。」換句話說，鏡子練習的關鍵就是你不僅要練習，而且要持之以恆。還有人問露易絲，時至今日，她是否還有很難注視鏡子的時候。她回答：「有的，在那種時候，我還是會堅決地待在鏡子前面，直到感覺好一點。」在她覺得心情回到了愛的空間之前，她不會走出家門。畢竟，世界會像鏡子一樣映照出我們對自己的感覺。

# 我用愛來原諒自己

當我褪下批評、恐懼、愧疚、怨恨及羞恥
的沉重外套，解脫感就出現了，
我好愛那樣的感覺。
於是，我可以原諒自己和別人。我們都自由了。
我願意拋棄老舊課題的「包袱」，拒絕再活在過去。
我原諒自己背負了這麼久的陳年重擔，
我原諒自己曾經不懂得愛自己和愛別人。

　　我們都要為自己的行為負責，我們給出去什麼，生命就
會回報我們什麼。因此，我沒有必要懲罰任何人。我們都受
到意識法則的支配。我會自己清理心智中那些不寬容的部
分，並允許愛進來。然後，我就痊癒了、完整了。

# 我越懂得感恩，
# 值得感恩的事物就越多

感恩會吸引來更多值得感恩的事物，它會提升你生活的豐饒程度。不懂得感恩、愛抱怨，不會帶來任何值得歡喜的好事。抱怨者總覺得人生沒半點好事，也不懂得享受自己已經擁有的東西。

我們自認為應該得到什麼，宇宙就會給我們什麼。許多人從小被灌輸的觀念是資源有限，因此他們只關注自己的匱乏，眼中看到的都是自己缺少什麼，並質疑生命為何如此空虛。如果我們相信「我一無所有，除非擁有一切，否則我不會快樂」，那麼我們便會耽誤了自己的人生。當宇宙聽到「我一無所有，我不快樂」，祂就會繼續給你這樣的處境。

直到現在，只要我收到讚美和禮物，我都會欣然說道：「我好高興、好開心、好感恩，那我就收下了。」我已經知道宇宙喜歡這種表達方式，因此我經常會收到最好的禮物。

# 冥想時，
# 我的身心平衡了

　　冥想時，我通常會閉上眼睛、深呼吸，然後問道：「我需要知道什麼？」然後坐著傾聽。我也可能會問：「我需要學習什麼？」或是：「這件事情要給我的功課是什麼？」有時候，我們以為自己應該擺平生活上的所有事情，但事實上，我們可能只需要從每種情況中領悟某個道理。

　　我剛開始冥想時，最初的三週頭痛得很厲害。因為對我來說，冥想是如此陌生，嚴重牴觸了我一貫的內設程式。儘管如此，我還是堅持下來了，而且頭痛也不再犯了。

　　如果你冥想的時候會一直湧出負面的心念，就表示那些東西有必要出來，當你安靜下來，那些東西就浮上檯面了。只要看著自己釋放那些負面的心念就好，不要抵抗。允許它持續流出，該流多久就是多久。

　　如果你在冥想時睡著了，沒關係。允許身體做它需要做的，有朝一日，身體自然會平衡過來。

# 我准許自己過得越來越好

　　宇宙的供給無窮無盡，你要開始覺知到這一點。在萬里無雲的夜晚，花點時間數一數天上的星星，或是抓把沙土數一數有幾粒沙子，或是去算一下樹枝上有幾片葉子、窗戶的玻璃上有多少雨滴、一顆番茄裡有多少籽。每一顆番茄籽都可以長成整株的番茄藤，結出無限多顆番茄。

　　對你現在所擁有的心存感恩，你會發現自己擁有的越來越多。我喜歡用愛祝福目前生活中的所有事物：我家的暖氣、水、照明、電話、家具、抽水馬桶、水管、電器，還有衣服、交通工具、工作，以及我擁有的金錢、朋友；同時也用愛祝福我有能力去看、去感覺、去品嘗、去碰觸、去行走、去享受這個不可思議的星球。

　　只有匱乏及自我設限的信念才會限制我們。問問自己：是什麼信念在限制你呢？

# 我願意成為一個更好的接受者

　　樂於接受是最好的心理治療。如果你決定要認真看待「接受」，也願意每天練習，你會發現敞開心來接受，有助於消除所有抗拒愛的障礙。聲明「我願意成為一個更好的接受者」，就能活化你內在的力量，用來療癒你被灌輸的無價值感、失調的孤立狀態、不健康的自我犧牲、財務上的不安全感，以及各種類型的匱乏。

　　樂於接受，可以幫助你了解自己的真正價值，讓你活得輕鬆、自在、歡喜。

　　我鼓勵你開始一種簡單的靈性練習：寫接受日記。連續七天，每天花十五分鐘來培養你對接受的意願。在你的接受日記，完成以下這句話：「現在生命愛我的一種方式是……」寫出十個最直接的不同答案，不要修潤你的回答，讓答案自然浮現出來。

# 我用今天做的所有事情
# 表達我的愛

我與生命同在，所有生命都愛我、支持我。
因此，我要聲明這是最有創意的自我表達。
我非常滿意自己的工作環境，
我被愛、被賞識，也被尊重。


我不是我的父母，
不會複製他們的工作經歷及模式。
我是獨一無二的，
而我選擇比金錢更能讓我滿足的工作。
現在，工作對我來說是一種享受。
這是我存在的真相，我接受這就是事實。
在我的工作世界中，一切安好。

# 我超越自己的癖好，
# 讓自己自由

### ◆ 關於癖好及成癮的肯定語 ◆

我把內在的所有抗拒模式，
都視為必須釋出的東西。
生命愛我、滋養我、支持我。
我盡力做到最好，一天比一天變得更輕鬆。

我願意釋出對癖好或成癮的需求。
我超越自己的癖好，讓自己自由。
我認同自己，也肯定自己正在改變。
我比自己的癖好更有力量。

我現在發現自己有多棒，
我選擇愛自己、自得其樂。
對我來說，活著是安全的。

# 我隨順著生命的變化

在我無限生命的這一世中，
一切都完美、圓滿且完整。
我把內在的所有抗拒模式，
都視為必須釋出的東西。
它們對我無可奈何。

在我的世界中，我大權在握。
我竭盡所能地隨順著生命的變化。
我認同自己，也肯定正在經歷的變化。
我盡力做到最好，一天比一天變得更輕鬆。
我很高興，能夠隨順著不斷變化的
生命節奏與流動。

今天是美好的一天，我選擇讓它成真。
在我的世界裡，一切安好。

# 我愛自己，療癒了自己的人生

一天下午，露易絲和羅伯特·荷登決定去巴波亞公園（Balboa Park）散步。兩人朝著日本友誼花園（Japanese Friendship Garden）走，羅伯特向露易絲問起不久前的賀宅夜遊聯歡會。賀宅夜遊是露易絲的愛滋病友支持團體，才剛在洛杉磯的威夏爾·伊貝爾劇場（Wilshire Ebell Theatre）慶祝三十週年紀念，當天擠滿了從世界各地前來的舊雨新知。

突然間，兩人聽到有人大喊：「賀女士！賀女士！」他們抬頭一看，只見兩名手挽著手的男士正在跟他們招手，就站在日本友誼花園的入口旁。露易絲和羅伯特走近他們時，其中一名男士說：「賀女士，我是賀宅夜遊的夥伴！」露易絲和那位男士都流下了眼淚，兩人抱在一起，久久沒有鬆手。羅伯特幫他們拍了許多照片，露易絲看起來很高興。這名男士在一九八八年參與了賀宅夜遊，當時的他已不想活了。

「妳療癒了我的人生。」他說。

「不對，是你療癒了自己的人生。」露易絲對他說。

# 當我直探內心，
# 找到了我需要的慰藉和智慧

　　每天至少一次我會靜靜坐著，直探內心，與始終都在那裡的智慧與知識連結。這種智慧與知識，只要在呼吸之間我就能觸及。凡是我想問的問題，答案都在那裡等著我。

　　對我來說，冥想是歡喜的。我靜靜坐著，做幾個深呼吸，然後進入內在的寧靜空間。不久當我回到當下這一刻，就像充好電一樣煥然一新，準備好重新投入生活。每一天對我來說，都是一次快樂的新冒險，因為我選擇傾聽內在的智慧。內在的智慧總是任我取用，它源自於隱藏在時間、空間及變幻的宇宙背後的本質。冥想時，我會連結上內心深處那個永恆不變的部分。


在冥想的空間裡，

我是能量，我是光，

我是已經到來的答案。

我是永恆的存在，就在這裡。

# 每天的生活都在創造愛的體驗

　　很多人曾經在童年時受到虐待，因而在成長過程中對人生抱持著消極的看法（我也是個受虐兒）。我們經常會對「自我感覺良好」有所畏懼，因為這是一種全然陌生的體驗。我知道老是挨揍、受虐待的人，心中難免充滿了憤怒和怨恨。他們常常自尊低落，覺得自己「不夠好」。因此，在人生中，他們往往會莫名地做出某些事情，卻對源頭一無所知或是所知甚少。

　　該是你饒過自己的時候了，抬頭看看，宇宙的大智慧（我相信那個智慧就是神）都原諒你了；現在，輪到你原諒自己了。在神的眼中，我們每個人都是偉大的、精彩的。你可以選擇停止懲罰自己，或者選擇繼續相信自己被環境迫害。

　　現在就開始練習以下的肯定語：我放下了過往的負面事件；我值得擁有心靈的平靜與健康的人際關係；我每天都在生活中創造充滿愛的體驗。每當你感到痛苦或愧疚不安時，就對自己說：「我放下了。」再接著說：「此時此刻我正在療癒自己。」

# 我需要的一切，生命都會給我

今天你要學習如何化解恐懼，並相信生命正在照顧你。

1. 你現在最大的恐懼是什麼？把答案寫在便利貼上，然後貼在鏡子左側。正視這個恐懼，告訴它：「我知道你想保護我。我感激你想要幫助我的心意，謝謝你。現在，我讓你走、釋放你，而我是安全的。」然後，把便利貼撕碎後丟進垃圾桶或馬桶中沖掉。

2. 再次望著鏡子中的自己，重複以下的肯定語：我跟創造我的力量是一體的。我是安全的。在我的世界裡，一切安好。

3. 我們常會在害怕的時候屏住呼吸。如果你覺得受到威嚇或恐懼，就有意識地專注於呼吸。做幾次深呼吸，呼吸會打開你的內在空間，這個空間就是你的力量。呼吸會讓你挺起脊椎，打開你的胸腔，讓你柔軟的心有擴展的空間。

4. 一邊做一邊複誦這些肯定語：我愛你，（名字）。我真的愛你。我信任生命，知道需要的一切，生命都會給我。我沒什麼好怕的，我是安全的。一切安好。

# 在我存在的核心深處，
# 有一口無限的愛之井

我向愛敞開心扉。

對我來說，表達愛是安全的。

愛自己是安全的、可靠的。


終其一生，我都會有最完美的伴侶。

我把心打開，接受充滿愛的美好關係。

在我存在的核心深處，有一口無限的愛之井。

我來這裡是為了明白愛是唯一的。


我與生命的關係很和諧。

我很高興可以把愛分享出去。

我在生活中，為愛創造出許多空間。

# 我是世界之光

　　直探你心底深處，會看到一個如針頭大小的璀璨光點，顏色是如此美麗。那是你的愛與療癒能量的核心。看那細小的光點開始跳動，一邊跳動一邊擴大，逐漸填滿你的心。

　　看著這光在你體內穿梭移動，來到你的頭頂、指尖及腳趾。你與這美麗的光、你的愛及你的療癒能量一起大放光明，讓整個身體與這光一起振動。請對自己說以下的肯定語：隨著每一次呼吸，我越來越健康。

　　接著，讓這一團光從你身上輻射向四面八方，於是你的療癒能量就觸及了每一位需要的人。從這個星球上，挑一個你願意協助療癒的地點。也許遠在天邊，也許就在轉角處。將你的愛、光及療癒能量集中灌注到那裡，看著那裡恢復平衡與和諧，從而變得圓滿且完整。我們所付出的，將會成倍地回報給我們。傳遞出你的愛，事實正是如此。

# 我越是付出愛，能給的愛就越多

在我無限生命的這一世中，
一切都完美、圓滿且完整。
我跟認識的每個人都和諧而平衡地相處。
在我生命的核心深處，有一口無限的愛之井。
我現在允許愛浮出表面，讓它注滿我的心、
我的身體、我的心智、我的意識、我的存在，
並從我身上輻射到四面八方，再成倍地回到我身上。
我越是付出愛，能給的愛就越多。供給是源源不絕的。
付出愛讓我感覺良好，這是內心喜悅的一種展現。

我愛自己；因此，我愛惜地照顧身體。
我充滿愛地用營養的飲食來餵養身體，
用愛來打理、妝扮身體，
而身體也以充沛的健康與精力，深情地回應我。
我愛自己；因此，我給了自己一個舒適的家，
一個滿足我全部需求，待在裡面就很愉快的家。
我用愛的振動填滿每個房間，
每個進入家裡的人，包括我自己，
都會感受到愛，並得到愛的滋養。

# 我受到宇宙的眷顧

我愛自己；因此，我做真正喜歡的工作，
發揮自己的創造性才華與能力，
與我愛的人和愛我的人一起工作，並得到優渥的收入。
我愛自己；因此，我的想法與行為全以愛為依歸，
因為我明白付出去的，將會成倍地回到我身上。
在我的世界裡，只會吸引有愛的人，
因為他們是我的一面鏡子。

我愛自己；因此，我原諒並全面釋放過去
以及過去的經歷，放自己自由。
我愛自己；因此，我完全活在當下，
體驗每一個美好的時刻，
知道我的未來是光明的、喜悅的、安穩的，
因為我是宇宙鍾愛的孩子，
而宇宙慈愛地照顧著我，從現在到永遠。
在我的世界裡，一切安好。

# 愛自己，讓我展現最好的一面

如果你一向是個批判性強的人，會用負面的眼光來看待生活，你需要一段時間才能改變自己，變得包容、有愛心。當你學著放下批評，就會慢慢對自己有耐心，批評只是一種習慣，不是你的真實本質。

如果人生路上都不曾遭受過批評，你能想像那該有多美好嗎？我們會覺得非常自在放鬆，非常安適。每個早晨都將是美好而嶄新的一天，因為每個人都愛你、接納你，沒人會挑剔你、貶抑你。你可以給自己這樣的幸福，而做法就是：你要更能包容讓你變得獨一無二的那些特質。

與自己一起生活的經歷，可以成為你能想到的最美妙體驗。你可以在早晨醒來時，因為又要跟自己共度一天而雀躍不已。當你愛那個真實的自己時，就會自然而然地展現出最好的自己。

# 我對無限可能的人生說 Yes

　　露易絲以「全部的可能性」（totality of possibilities）來描述無條件自我（Unconditioned Self）的意識。「這個用語是我從艾力克‧培斯（Eric Pace）那裡聽來的，他是我早期的一位老師。」露易絲說。「我在紐約的宗教科學教會認識艾力克，那時候我大約四十五歲。因為剛離婚，覺得沒有人會愛我，連生命也不愛我。當時艾力克告訴我，改變想法就能改變人生。每當妳放下一個限制，例如一個批判、一個論斷、一種恐懼或一個懷疑，就能敞開自己，迎向全部的可能性；而全部的可能性就存在於本心（original mind）的無限智慧裡。」

　　那麼，要如何才能體驗自己的本心呢？可以做做以下的美麗探索。做法是完成以下的句子：要是我少批判自己一點，會在我身上發生的好事是……。完成不同的五句，不要修飾，也不要妄加評判你的答案。允許你的本心對你說話，讓自己沉浸在所有的可能性中。敞開自己，讓真正那個你的本質來啟發及指引你。

# 拿回主導權，
# 掌控自己的思維

———— ❧ ————

　　大多數人都養成了在心裡不斷抱怨的習慣。每次我們一抱怨，就是一種認可，而且是非常負面的認可。我們越愛發牢騷，越會發現更多可抱怨的事。

　　我們關注什麼，生命就會給我們什麼；老是想著生命哪裡出了錯，出錯的機會只會越多。出錯越多，日子就會過得越悲慘。這是一個永無止境的惡性循環，最後就成了被生活迫害的受害者。

　　這樣的我們，會覺得自己被困在窠臼裡，到了這個時候，就有必要拿回主導權，掌控自己的思維。

# 當我愛自己的工作，
# 錢就會進來

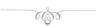

如果你從小接受的信念是：你必須「辛苦工作」才能溫飽，那麼現在是時候放下這個信念了。

> 做你喜歡的，錢就會進來；
> 愛你所做的，錢就會進來。

你有權享受賺錢的樂趣。你對生命的責任，是投入能讓你樂在其中的活動。當你找到能夠讓你樂在其中的事情時，生命就會為你指明通往成功、富足的道路。而且這樣的工作，幾乎都很好玩，充滿了樂趣。

內在的指引從來不會跟我們說「應該」怎樣。生活的目的就是玩，把工作當成娛樂時，工作就會變得妙趣橫生，收穫滿滿。記住：你想創造什麼樣的工作生涯，都是你說了算。擬訂一些能夠實現目標的肯定語，然後時常聲明這些肯定語。你可以擁有自己嚮往的工作生涯。

# 我用愛祝福家人

### ◆ 超越家族模式的肯定語 ◆

我用愛祝福家人。

我允許別人做自己，

我為自己做決定。

我所有的人際關係，都被愛包圍著。

我有能力改變。

我釋出所有的陳年傷痛，原諒自己。

我放下老舊的家族限制，

覺知到神聖的和諧。

我所有的人際關係都是和諧的。

我同情父母的童年，釋出所有批判。

# 我歡喜地讓內在小孩
# 安全地待在生命核心

　　你是個受歡迎的孩子嗎？你的父母是真心迎接你出生的嗎？他們滿意你的性別嗎？或是想要另一種性別的孩子？你覺得自己是父母想要的孩子嗎？有人慶祝你來到這個世界嗎？

　　無論你的答案為何，現在都要歡喜地迎接你的內在小孩，為他的到來慶祝。把你會對一個喜迎新生的小寶寶說的好話，統統告訴他。

　　小時候，你一直希望父母跟你說什麼話？你很想聽到、但父母從來不說的話是什麼？那麼，現在就對你的內在小孩說出那些話。每天都看著鏡中的自己，對你的內在小孩說那些話，連續一個月，看看會發生什麼。

# 我現在選擇釋出所有的傷痛與怨恨

　　怨恨是長期埋藏的憤怒。怨恨的主要問題在於，它
會停駐在身體裡久久不移動，假以時日就會沸騰到侵蝕
身體，往往會演變成腫瘤和癌症。因此，壓抑憤怒，讓
怒氣停留在身體裡，非常不利於健康，是時候讓這些情
緒離開了。

　　我們所接受的家庭教育，通常會不允許我們發脾
氣。大人會教導孩子說生氣不乖，尤其是對小女孩。生
氣在家裡是不被容許的行為，如果家裡只能有一個人可
以發脾氣，那個人通常是家長。因此，我們從小就學會
了忍氣吞聲，嚥下自己的憤怒，不表現出來。

　　現在，我們要意識到，抱住怒氣不放的人是我們自
己，沒有人可以逼迫我們緊抱著怒氣不放。

# 我與哀傷和平共處

　　哀傷過程至少需要一年時間，我會給自己時間和空間，好好度過這個自然、正常的生命過程。我會溫柔地對待自己，允許自己經歷哀傷。一年後，哀傷開始消散。我現在已經覺知到，我從未失去過任何人，因為我從來不曾擁有過任何人。眨眼間，我就會再次連結上那個靈魂。

現在我可以感覺到愛環繞著我，
不論他們在哪裡，我都用愛環繞著他們。
每個人都終須一死，
樹木、動物、禽鳥、河流，甚至是星辰，
也都有生有死，我也一樣。
所有一切都按照完美的時空序列發生。

# 每一次寬恕，都是愛自己的表現

我與生命同在，所有生命都愛我、支持我。
因此，我要求自己擁有充滿愛的開闊胸襟。

任何時候，我們都會努力做到最好，我也一樣。
過去的，已經過去了。
我既不是我的父母，也不是他們的怨恨模式。
我是獨一無二的，我選擇敞開心胸，
允許愛、同情及理解沖掉過往的傷痛回憶。

我自由自在地做我能做的所有一切。
這是我存在的真相，而我接受這就是事實。
在我的生命裡，一切安好。

# 我住在充滿愛與接納的世界裡

　　這個世界有如此多的愛，我們心裡也滿溢著愛，但我們有時候會忘了這個事實。有時候，我們以為愛不夠多，因此我們不是囤積已經擁有的，就是害怕放手。我們不敢讓愛流出去。然而，有心學習的人就能意識到，我們越是允許愛從自己身上流出去，內心的愛就會越多……而我們收到的愛也會越多。愛是無窮無盡的，愛是超越時間、永恆存在的。

愛確實是天地間最強大的療癒力量。
沒有愛，我們根本無法生存。

　　如果小寶寶沒有得到愛與疼惜，就會失去生氣而死亡。大多數人都以為沒有愛也能活下去，但其實不然。愛自己，才是療癒我們的力量。因此，我們每一天都要盡可能地去愛。

# 各種各樣的富足開始降臨在我身上

　　對金錢問題的恐懼，來自我們孩提時代的早期設定。

　　在我主持的一個研討會上，有個女士說她富有的父親老是擔心哪一天會破產，還把他害怕財富會被奪走的恐懼傳遞給了下一代。從小到大，她一直很害怕得不到好的照顧，也恐懼有一天無法再自在地花錢，這都是因為她父親利用罪惡感來操控一家人。她這輩子手頭一向很寬裕，而她的功課就是放下無法照顧好自己的憂慮。即使她沒有那些錢，照樣可以照顧好自己。

　　很多人都在懵懂時期繼承了這些似是而非的信念，但我們必須超越父母的局限及恐懼。我們必須停止複製父母的信念在我們身上重演，並開始肯定我們可以擁有金錢與財富。如果我們能夠相信內在的力量，無論任何情況都會照顧好我們，就可以用更輕鬆的心態度過拮据時期，明白未來的日子會越過越好。

# 讓富足暢通無阻地流向我

　　我們務必要停止為錢發愁，不要再討厭帳單。很多人把帳單當作避之唯恐不及的懲罰；但是，我們要反過來想：帳單是對我們償付能力的認可。債權人認為你有充足的財力，於是預先為你提供服務或產品。

　　我用愛祝福每一張寄到家裡的帳單。我每次開好一張支票，都要用愛祝福後，再印上一個小小的吻。

> 如果你付錢時心懷怨恨，
> 錢就很難再回到你手上。
> 如果能以愛與喜悅的心情來付錢，
> 你就打開了讓富足自由流動的管道。

　　把你的錢當成朋友，而不是把它揉成一團，塞進口袋裡。

# 我是自己的完美夥伴

　　此時此刻，你就和完美的夥伴在一起——也就是你自己！在你來到這個星球之前，你就選擇了這一世的身分。現在你可以跟自己共度這一生了，你應該為這樣的關係感到高興，並讓它成為你能擁有的最美好、最有愛的關係。

愛自己，愛你主動選擇的這副身體，
因為它將會陪伴你一生一世。
如果你想要改變自己的性格，
那就改吧，但記得要帶著愛與歡喜，
開懷、大聲地笑。

　　這是你靈魂進化的一部分，我相信也是最令人振奮的時刻。每天早晨，當我醒來時都會感謝神讓我有幸生活在這裡，並經歷這一切。我相信我的未來會很美好。

# 我歡迎奇蹟進入我的生命

請進入我的生命花園，
種下美麗又滋養的新想法及新觀點。


生命愛你，希望給你最好的一切。
生命希望你心境平和，
內心充滿喜悅、自信、自我價值感及對自己的愛。
你隨時都能自在地與人相處，過著良好的生活。
這些都是你應得的。


所以，讓我在你的新花園種下這些想法。
你可以灌溉它們，看它們開出美麗的花，
然後結出豐碩的纍纍果實，
它們會反過來，滋養你的整個生命。

# 我用愛祝福我的憤怒

　　不久前，我的肩膀連痛了兩天。我試著忽略它，但疼痛不肯消失。最後，我坐下來問自己：「發生了什麼事？我感覺到了什麼？」

　　我察覺到：它就像火在燒，一直在燃燒⋯⋯所以應該是怒火。那麼，妳為什麼生氣呢？

　　我想不出來自己為了什麼生氣，所以我說：「好吧，讓我們看看能否找到答案。」我在床上擺了兩個大枕頭，使勁地搥打。

　　搥了枕頭差不多十二下之後，我才明白自己究竟在生氣什麼。它是如此清楚。所以，我更使勁地搥打枕頭，大吼大叫，把身體內的情緒全部發洩出去。結束後，我覺得舒暢許多，第二天我的肩膀就沒事了。

# 我允許自己表達憤怒

　　抑鬱是朝內而來的憤怒，也是你覺得自己沒權利擁有而對自己發的脾氣。比方說，你可能很氣自己的父母、配偶、老闆或好友，卻覺得不應該生他們的氣。但偏偏怒火硬是冒出來了，於是你進退兩難，憤怒就變成了抑鬱。

　　如今有太多人飽受抑鬱之苦，甚至是長期的慢性憂鬱。等我們感覺到了抑鬱時，想要擺脫這種低落的情緒就不容易了。這種感覺如此無望、了無生趣，做什麼事都覺得很費力、提不起勁。

　　不管你的靈性有多高，你還是得洗碗盤。你不能把髒碗盤堆在洗水槽裡，然後甩手說：「噢，我超脫於物外。」你的感覺和情緒也一樣，如果你想擁有自由流動的心，就得清理內在心靈的髒碗盤。上上策就是准許自己適度地表達憤怒，情緒有了出口，就不用老是那麼鬱悶、沮喪了。

# 讓美好的新體驗，現在就進入我的生命

　　過去奈何不了我，因為我願意精進並改變自己。我已經看清，過去是讓我走到今天的必經之路。我願意從現在開始打掃我的心靈之屋，我知道從哪裡開始動手並不重要，所以我現在要從最小間、最容易打掃的那個房間開始清理，如此才能最快看到成果。

　　　　我把過去的傷痛與自以為是的不寬容，
　　　　　　都擋在心門之外。
　　　　　我想像眼前有一條小溪流，
　　　　而我把陳年的傷痛經歷全都放進溪水中。

　　我看著那些陳年傷痛開始在溪水中溶解，然後順流而下，直到消失不見。我有能力放手，現在的我可以自由地展開全新的創造了。

# 我用愛來改變自己的想法

　　對所有的人來說，要做到寬恕都不容易。我們長年累月地建造了束縛自己的種種障礙。請牽起我的手，讓我們一起練習原諒自己。

1. 播放能讓你心情平靜的音樂，拿起你的筆及日誌本，然後發散一下你的思緒。

2. 讓思緒飄回到過去，想想那些曾經讓你對自己很生氣的事，並把它們寫下來。或許你會發現，你為了童年所受到的屈辱，始終沒有原諒自己。你扛著重擔的時間，真的太久了！

3. 現在看著這份清單，為清單上的每一件事都寫一則肯定語。如果你寫的是：「我永遠都不會原諒自己……（事件緣由）。」你的肯定語可以是：「這是嶄新的一刻，我可以自由地放下。」我們經常要求自己要完美，對自己比對別人更嚴苛，是時候超越這個陳年心態了。原諒自己，都放下吧！允許自己隨心所欲，自由自在。

4. 現在，放下日誌本，走到戶外——去海灘、公園或甚
   至一塊空地跑一跑。不是慢跑，而是邁開大步放開去
   跑，還可以即興地來個後空翻。沿著街道蹦蹦跳跳，
   邊跳邊笑！帶著你的內在小孩出門去玩，就算別人撞
   見了又怎樣？這是為了慶祝你重拾自由呢！

# 生命充滿了愛與喜樂

有些信念如果能天天想、天天說，你的人生將會大有起色，比如以下這些：

我始終都是安全的。

所有我需要知道的，都會揭露給我知道。

我需要的所有一切，都會在完美的時空序列中出現。

生命充滿了愛及喜樂。

無論我到哪裡，都會成功、順利。

我願意改變自己，讓自己成長。

在我的世界裡，一切安好。

# 善待自己，好事才會不斷發生

　　務必學會善待我們的心智。不要因為有負面想法，就討厭自己。不妨把所有好的壞的念頭都當成是在建構我們，而不是在打擊我們。遇到壞事，不要責怪自己，我們可以從這些經歷學習。善待自己，意味著我們要停止對自己的所有責怪、內疚、懲罰及痛苦。

　　放鬆也對我們有幫助。放鬆對於汲取內在力量是絕對必要的關鍵條件，如果神經緊繃又畏怯不安，你的能量就會關閉。每天只要抽出幾分鐘，讓身體與心智放鬆下來。不論在什麼時候，都可以做幾次深呼吸，閉上眼睛釋出身上的緊繃感。吐氣時，集中意念，默默對自己說：「我愛你，一切安好。」你會發現自己平靜多了。你正在建構的訊息告訴你，你不必隨時繃緊神經，也不用畏怯不安地生活。

# 我值得被愛

你不需要去爭取愛，
就如同你不需要爭取呼吸的權利一樣。
你有呼吸的權利，因為你的存在。
你有被愛的權利，因為你的存在。
這是你唯一要明白的事。

你值得擁有自己的愛。
不要因為社會、父母或朋友的看法，
而認為自己不夠好。
你存在的真相，就是你是招人喜歡的。
接受這一點，並明白事實是如此。
當你真的這麼認為時，
會發現別人把你當成一個可愛的人來對待。

## 讓自己及生命中的每個人
## 都從過往的傷痛中解脫

◆ 克服受虐經驗的肯定語 ◆

我放下過去，

讓時間療癒我生命的每一個領域。

我原諒別人，也原諒自己，

現在開始，我允許內在小孩成長茁壯，

並讓孩子知道自己被深深愛著。


我值得擁有自己的界線並得到尊重。

我是個有價值的人，始終都受到尊重。

我不需要怪罪任何人，包括我自己。

我值得最棒的人生，我現在接受最棒的事物。


我要讓自己和生命中的每個人，

都從過往傷痛中解脫。

我現在選擇消除所有的負面想法，

只看見自己的精彩。

# 寬恕讓我感到自由而輕盈

在我無限生命的這一世中，
一切都完美、圓滿且完整。
變化是生命的自然法則，
我歡迎變化，也願意改變。

我選擇改變自己的想法，
選擇改變自己的措辭。
我輕鬆而喜悅地汰舊換新。
寬恕比我原先想的更容易，
讓我感到自由而輕盈。

我很高興學會了越來越愛自己。
我放下越多的怨恨，可以表達的愛就越多。
改變想法讓我感覺良好。
我在學習如何選擇，
讓今天成為愉快的體驗。
在我的世界裡，一切安好。

# 我抱持愛的想法，創造我愛的人生

「我不會改變任何人的人生。」露易絲說。「只有你才能改變自己的人生。」

「那妳都怎麼做？」羅伯特·荷登問道。

「我告訴大家，心智有非常強大的創造力，一旦改變自己的思維模式，心智就會改變你的人生。」

「所以妳教大家如何思考。」羅伯特說。

「除非有人能告訴你，外在經歷和內在想法之間的關聯，否則你都會覺得自己是生命的受害者。」她說。

「他們會覺得全世界都在跟他們唱反調。」羅伯特說。

「但世界不會跟我們作對。」露易絲說。「事實上，我們都是招人喜歡的，而且生命愛我們。」

「這樣的覺知，能讓我們不設防地迎接所有可能性。」羅伯特說道。

「全部的可能性，一直在這裡等著我們。」露易絲說。

# 愛始終能化解痛苦

高我指點我如何過一個沒有痛苦的人生。
我學會把痛苦當成鬧鐘，一旦鬧鐘響起，
就會喚醒我去覺知到內在的智慧。
如果感覺到哪裡疼痛，我會立刻做心靈工作。
我常常用感受來代替痛苦，我的身體有許多「感受」。
小小地調整一下用語，能幫我把心思集中在療癒上。

這樣一來，療癒速度就會快上許多。
我知道當我稍微改變想法，
身體也會朝著相同的方向改變。
我愛自己的身體，也愛自己的心智，
並且感謝身體與心智如此緊密相連。

# 生命以各種可能的方式支持我

　　過度依賴身外之物就是成癮。我可能會對毒品、酒精、性愛及菸草成癮，也可能對責怪別人、生病、欠債、成為受害者或被排擠成癮。但我能夠超越這些。成癮就是把自己的力量交給某種物質或某個習慣，但我隨時都能重新拿回自己的力量。這就是我拿回自己力量的一刻！

我選擇培養正面的習慣，
明白生命一直都跟我站在一起。
我願意原諒自己，然後繼續向前走。
我擁有一個始終與我同在的永恆靈魂，
現在它就在我身邊。
我放鬆下來並選擇放手，
在我釋出舊習慣並練習正面的新習慣時，
我會記得要呼吸。

# 我珍惜我的冥想時間

　　有些人以為冥想時，腦袋必須停止思考。但事實上，我們真的無法停止思考，但可以放慢思緒的速度，讓想法流動。有的人會備妥紙筆，坐下來寫出他們的負面想法，這麼做似乎能讓那些想法更容易消散。

　　如果我們能夠進入一種狀態，看著念頭起起落落：「噢，那是一個恐懼的念頭，還帶著少許的憤怒，現在有一個愛的念頭，剛冒出來的是想著災難的念頭，還有自暴自棄的念頭、快樂的念頭……」並且不把這些念頭當一回事，就可以開始明智地運用我們的巨大力量。

　　你可以在任何地方冥想，並養成冥想的習慣。冥想可以想像成把注意力全部放在高我上，跟你的內在自我及內在智慧連上線。你還能選擇自己喜歡的任何形式來冥想，有些人甚至在慢跑或散步時會進入類似冥想的狀態。同樣的，不要因為你的做法與眾不同，就認為自己是錯的。就以我來說，我就很愛跪在花園翻土時冥想，覺得那是很棒的體驗。

# 我主動選擇自己的想法，
# 並以此改變人生

我們是光、是靈魂，
是富有能力的美好存在。
我們創造了自己的實相，
是時候承認這個事實了。
我們用心智打造自己的實相，
想要改變實相，就要改變自己的心智。
做法就是，所想的及所說的
都要選擇正面的新模式。

很久以前，我就知道如果改變想法，就能夠改變人生。
改變我們的思維方式，其實就是破除我們的限制。一旦破除
限制，就能開始覺知到環繞著我們的無限生命。於是，我們
開始意識到自己已經是完美的、圓滿的、完整的，而且每一
天都會活得更輕鬆自在。

# 時時刻刻，
# 我都能得到神聖的指引及保護

### ◆ 靈性幸福感的肯定語 ◆

創造這個世界的力量讓我的心臟跳動。

我有強大的靈性連結。

生命始終支持著我。


我覺得自己與全部的生命是一體的。

我相信神是慈愛的。

我信任生命會一直與我同在。


我有特別的守護天使，

時時刻刻都受到神聖的指引與保護。

我一直在靈性道路上前進，與神的智慧連線。

# 我是完美的

　　我相信，在我們出生之前就已經選擇好我們的國家、膚色、性別和性取向，以及與我們這一世任務相匹配的父母，而且生生世世都如此。

　　我似乎每一世都會選擇不同的性別及性取向，有時我是男性，有時是女性；有時是異性戀，有時是同性戀。每一種性別與性取向都有各自的圓滿、缺陷及挑戰。有時候，我所處的社會會認同我的性別及性取向，有時則不然。但我始終是我──完美、圓滿而完整。

　　我的靈魂沒有性別及性取向之分，只有人格才有這些區別。我愛自己身體的每一個部位，也珍惜自己身體的每一個部位，包括生殖器官。

# 愛無所不在，
# 我付出愛也會得到愛

　　宇宙大能從來不會評判或論斷我們。它只是全盤接受了我們對自我的價值，再將我們的信念投射在我們的生活中。如果我相信人生是孤獨的、不會有人愛我，那麼就會在我的世界裡看到同樣的情況。

　　然而，如果我願意釋出這種信念，並認可「愛無所不在，我付出愛也會得到愛」，並堅守這則新的肯定語，時常複誦，那麼它就會在我的世界裡成真。


現在，滿懷著愛的人會進入我的生命，

而原本在我生命中的那些人會變得更愛我，

而我也發現自己更容易向別人表達愛。

# 愛是我的老師

　　我認為無條件的愛，是我們來到這裡的目的，而起
點就是接納自己和愛自己。

> 你來到這裡，不是為了取悅別人，
> 也不是為了按照別人的方式生活。
> 你只能以自己的方式過日子，
> 走自己的路。你是來實現自我的，
> 也是為了表達最深層次的愛而來。
> 你來這裡學習、成長、吸收及理解，
> 並把慈悲投射出去。
>
> 當你離開這個星球時，
> 你帶不走你的情感、你的車子、
> 你的銀行存款，以及你的工作。
> 你唯一帶得走的，是付出愛的能力！

# 每段關係都是一面鏡子

人際關係是我們的鏡子。
被我們吸引到身邊來的人，
反映的是我們對人際關係的信念，
或是我們自己的人格特質。

我們不喜歡對方的地方，反映的正是我們自己的行為，或是我們的信念。這是因為，如果對方的特質不是某種程度上跟我們自己的生活可以互補的話，我們就不可能吸引來這樣的人。

當朋友之間的關係變得緊張時，我們可以從童年接收到的負面訊息來尋找原因。比如說，有一位令我們失望的不可靠朋友時，我們就得向內探問：看看是否自己哪裡不可靠，或什麼時候令人失望。然後，我們就得打掃心靈之屋，除去那些負面的訊息，學會接納自己，這樣才能夠接納別人。

# 我的每個體驗，
# 對我的成長都是最好的

　　沒人想要疼痛受苦，但如果你體驗到了這種不適，可以從中學到什麼？你會疼痛受苦是因為什麼？它想要告訴你什麼？以下是適合的肯定語：我愛我的身體；我滿足身體每個層面的需求，讓身體回復到最佳的健康狀態。

1. 當你感到疼痛或不適時，花點時間先安靜下來。信任你的高我會讓你知道，你的生活中需要改變什麼，才能擺脫這種疼痛。
2. 觀想一個完美的自然環境，周圍開滿了你喜歡的花，感受和煦、甜美的風徐徐吹過你的面龐。集中精神去放鬆身體的每一條肌肉。
3. 問自己這些問題：我為什麼會有這個病痛？我需要知道什麼？在我的生活上有哪些方面需要改變？仔細思考這些問題，讓答案自然浮現，並把答案寫在日誌上。
4. 從步驟 3 得到的答案中挑出一個，寫一份你可以在今天執行的行動計畫。

# 我想創造一個人人都能安心相愛的世界

我們可以為開創一個人人都能安心相愛的世界，而奉獻一己之力。在這個世界中，人們會愛我們並接受我們本來的樣子。這是每個人的願望，我們都希望被愛，也希望別人能夠接納真實的自己。人們只是單純因為我們而愛我們、接受我們，不用等到我們長高、變聰明、變漂亮，或是變得更像堂兄妹或表兄妹的樣子，或甚至變得更像對面鄰居時，才會愛我們或接受我們。

等我們長大成人後，願望依然不變──希望被愛，也希望別人接受我們此時此刻的樣子。然而，除非我們先這樣對待自己，否則別人不會這樣對待我們。

當我們可以愛自己，愛別人就會變得更容易。當我們能夠愛自己，就不會傷害自己，也不會傷害別人。我們會放下一切成見，不再相信這個或那個群體不夠好。當我們意識到所有人有多美好時，對於世界和平的認知就有了答案──一個我們可以安心相愛的世界。

# 富足是我的神聖權利

## ◆ 關於富足的肯定語 ◆

富足是我的神聖權利。

我不斷提高自己對富足的明確覺知，

而這會反映在不斷增加的收入上。


我的美善來自每個地方及每個人，

我值得那些流經我生命的富足，並且欣然接受。


我現在對成功有了新的認知，

知道只要我下定決心就能成功。

我會為別人的成功而滿心歡喜，

因為我知道成功的機會非常多，每個人都可能得到。


我所有的需求及願望，

在我開口請求之前，就已得到滿足。

各式各樣的富足都被我吸引而來。

# 今天我醒來，感恩我所看見的一切

培養一個能夠讓你感覺良好的起床儀式非常重要，也可以對自己說一些激勵的話語。這樣做，可以讓這新的一天有個好開始，並可能帶來美好的一天。讓我們來說以下的肯定語：今天，我開創了美好的一天，迎向美好的新未來。

1. 當你早上睡醒、睜開眼睛的第一件事，就跟自己說這些肯定語：早安，床。謝謝你讓我睡得這麼舒服，我愛你。這是受到祝福的一天，一切安好。我有充分的時間，完成今天要處理好的事情

2. 現在花幾分鐘時間放鬆一下，讓這些肯定語在你的腦海裡流動，感覺到這些話語進入你的心，擴散到全身。

3. 準備好了就起床，走到浴室鏡子前。深深凝視鏡中自己的眼睛，鏡子裡有一位美麗、快樂、全身輕鬆的人正在看著你，請你給鏡中人一個微笑！

4. 在你看著鏡中的自己時，請說以下的肯定語：（名字），早安，我愛你。我真的、真的很愛你。今天我們會遇到很棒的事情。然後再跟自己說一些好話，例如：哇，你今天看起來好極了。你有最燦爛的笑容，祝你今天過得愉快。

# 我關心並愛我的內在小孩

　　除非我們接納並愛心中那個迷失的小孩,否則我們無法愛別人、接受別人。你那個迷失的內在孩子是幾歲?三歲?四歲?五歲?他們通常不到五歲,因為我們一般會在五歲前,就為了生存需求而開始壓抑這個孩子。

> 牽起內在小孩的手,好好愛他。
> 為你跟這個孩子打造美滿的生活,
> 並對自己說:「我發自真心,
> 願意學習如何愛我的孩子。」

　　一旦你開口,宇宙就會回應你,讓你找到療癒你跟這個孩子的方法。如果想要療癒,必須要有意願去感受自己的感覺及情緒,要安然度過這些感覺及情緒,療癒才會發生。記住,我們的高我隨時待命,可以支援我們的療癒過程。

# 我輕鬆地穿越時間和空間

　　我始終都有執拗的一面。即使是現在，當我決定改變生活時，我的牛脾氣也照樣會發作，頑強地拒絕改變想法。一時之間，我可能會變得自以為是、憤怒或退縮。

　　沒錯，在我下了這麼多年的功夫以後，我依然有這一面。這是我的功課之一。儘管如此，再遇到這種情況時，我就知道自己已經觸及了意義重大的改變時機了。每次我決定改變生活、放下某些事物時，都會更加深入探究自己來達成目標。

　　每一層舊皮都必須蛻盡，才能更新思維。有的舊皮兩三下就移除了，有的則像是試圖用一根羽毛挑動一顆大石頭那樣困難。當我說要改變，卻反而更固執地抓住舊信念時，我會越明白，對我來說這一定是需要放下的一個重要信念。只有等我參透了這些功課，才能夠傳授給別人。

# 我向內走，
# 與更高的智慧連結

冥想可以繞過腦袋裡的喋喋不休，

進入較深的層次，

與內在的智慧連結。

　　我們值得每天花時間與內在的聲音連上線，傾聽內在大師給我們的答案。否則光靠我們自己，最多也只能取用五％到一〇％的可用資源而已。

　　學習冥想的管道相當多元，坊間就有各種相關課程及書籍。然而，冥想也可以很簡單：閉上雙眼，靜靜坐上一小段時間。記住，冥想只是我們連結內在指引的一種方式。雖然我們在日常生活中，始終都與內在指引連線，但靜靜坐著傾聽時，會讓我們更容易有意識地接通訊息。

# 在愛的國度裡，
# 我只創造喜樂的經驗

在我們的生活中，
不乏美好的人、地、事物帶給我們驚喜。
但我們必須明白，
這些「外物」並不能讓我們快樂，
只有我們才能「讓自己快樂」。

只有我們的想法，才能創造平靜及喜樂。
永遠不要把力量交給外部的人或源頭。
讓自己快樂，所有好事就會接踵而來。

# 我與創造我的宇宙力量同在

　　宇宙有個「一」的無限力量，這種力量也始終與我同在。我沒有迷失、不孤單、沒有被遺棄，也不是茫然無助，我與創造我的力量同在。如果我內在有任何信念否定了這個真相，我會立即抹除這個信念。我知道，我是一個神聖的、精彩的生命表達，與無限的智慧、愛及創造力是一體的。我是充滿健康及活力的典範，付出愛也得到愛，感覺到內心平靜。這一天是生命的精彩示現，我的每一次體驗都是喜悅的、充滿愛的。

　　　　我以神聖的愛祝福我的身體、寵物、住家、
　　　　工作，以及我今天接觸到的每個人。
　　　　這是美好的一天，我為此感到欣喜！
　　　　這就是事實！

# 我像磁鐵一樣吸引奇蹟降臨

　　就在今天，未知而意想不到的好事向著我而來。我要超越規章及教條、約束及限制，改變自己的意識，寬恕我需要原諒的人，療癒奇蹟就會降臨。

　　在每一個醫療機構中，都有開明且走在靈性道路上的醫療從業人員。不管我人在哪裡，都能把這樣的人吸引過來。我充滿了愛，具備接納、包容及寬恕等特質，在每一天的每一刻，會像磁鐵一樣吸引小小的奇蹟不斷發生。

我走到哪裡，哪裡就有療癒的氛圍，
這樣的氛圍會為我及我身邊的所有人，
帶來祝福及平靜。

# 宇宙的愛環繞著我，也存在我之內

　　「一」的無限智慧是創造我和宇宙萬物的永恆力量，當我與「一」的無限智慧連結時，我是穩定和安全的。我能感覺到，這股力量也存在於自己之內。我身體的每一條神經、每一個細胞，都認同這種力量的美善。

　　不管任何宗教怎麼說，我存在的真相始終都與創造我的力量連結在一起。我人生的救主就在我之內，當我能接納自己、知曉自己，就已經足夠好了，這樣的我就打開了愛自己的療癒力量。

宇宙的愛環繞著我，

也存在於我之內。

我值得這份深厚的愛。

宇宙的愛現在流經我的生命。

關於神的概念可以支持我，

我要把它找出來！

# 當我愛自己、接受自己，
# 愛別人就變得很簡單

我們從事的所有重要工作，都是為了自己。
希望你的伴侶能夠改變，是一種微妙的操控方式，
這是一種控制或凌駕對方的欲望。
甚至可能是一種自以為是，
因為會產生這種欲望，
代表你認為自己比對方優秀。

允許你生命中的所有夥伴，
都能成為他們想要成為的人。
鼓勵他們探索自己、發掘自己、
珍愛自己、接納自己，以及肯定自己的價值。

# 事無大小，
# 我為所有一切讚美自己

今天，你要學會打破論斷及自我評判的習慣，超越想要貶低自己的心理需求。

1. 列出五項你對自己的評判。

2. 檢視這份清單，在每個條目旁邊，寫下你是從什麼時候開始會這樣評判自己。如果你記不住確切的日期，可以寫下大致的時間。

3. 你是否對於長時間這樣評判自己，而感到驚訝？這種自我評判的習慣並不能帶動任何正向的改變，不是嗎？評判不管用！只會讓你自己難受而已。所以，你要有意願去改變並停止。

4. 將清單上的五個評判，逐一改寫成正面的肯定語。

# 我每天都在學習如何更有創造力

　　別把自己實在有夠笨的說法掛在嘴上，或是有這種想法，否則你絕對沒辦法發揮創意來表達自己。如果你說「我沒有創造力」，這就是一種認可，只要你持續這樣說，就會成為你的現實情況。你與生俱來的創造力就在你之內流動，如果能釋放出來，一定會讓你又驚又喜。畢竟你使用的，是在宇宙中流動的創造力能量。雖然有些人比別人更擅於表達自己，也更能發揮創造力，但對於自我表達，卻是每個人都能做到的。

　　我們每天都在創造自己的生活，每個人都擁有獨特的才華及能力。但可惜的是，太多人在孩提時代，創造力就被自覺善意的大人給扼殺了。例如，我有個老師就說我人高馬大，不適合跳舞。我有個朋友只因為把樹畫錯了，就被說他不會畫畫。這些都是胡扯。但我們是聽話的乖孩子，對大人的說法照單全收。現在，我們再也不用理會這些說法了。

# 我的職責就是彰顯神

　　我做的工作是為了彰顯神，我歡喜地投入這份工作，並感謝每一個可以透過我來展示神聖智慧及力量的機會。只要我面臨挑戰，就知曉這是我的雇主（也就是神）送給我的機會；我會讓自己先靜下心來，轉向內在，等待正面的話語填滿我的心智。我歡喜地接受這些受到祝福的啟示，知道我優異的工作表現值得這些報償。

　　身處在這個令人振奮的位置，我得到了非常豐厚的回報。我的人類同事們在靈性開發的領域裡，都是樂於支持、有愛心、充滿熱忱、能力強大的工作者，只是他們可能出於個人選擇而沒有意識到這一點。我明白他們是「一心」（One Mind）的完美表達，勤奮地執行各自的職務。既然我效勞的對象是看不見卻無處不在的營運長，是董事會的終極主席，因此我知道自己的創造性活動將會帶來豐厚的財務收入，因為彰顯神的工作必然會得到回報。

# 我祝福並豐裕我世界裡的每一個人，我世界裡的每一個人也祝福並豐裕我

　　你的富足意識並不是取決於金錢，而是你的金流取決於你的富足意識。你能想像的富足越多，進入你生命中的金流就會越多。

　　我喜歡觀想自己站在海邊，望著浩瀚的海洋，知道這片海洋就是我可以取用的富足。低頭看你的雙手，看看你拿的是什麼容器。是小湯匙？一個有洞的篩子？紙杯？玻璃杯？酒杯？水壺？水桶？洗衣盆？或是一條連接著這片富足海洋的水管？看看你的四周，不管有多少人，也不管他們手中拿的是什麼容器，如海洋般的富足都足夠他們每個人取用。你搶不走別人的富足，別人也奪不走你的富足。畢竟再怎麼取用，這片海洋都不可能乾涸。

　　你的容器就是你的意識，你永遠都可以更換更大的容器。經常做這個練習，好好感覺你的擴展及無限供給。

# 在我眼中，
# 這個星球已經復原了，而且圓滿

跟我一起，用強大的新方式來看待自己及這個星球。

想像一個人人都擁有尊嚴的世界，在這裡，任何種族或國籍的人都感覺到自己握有力量，並且能安全地生活著。

在我眼中，全世界各地的孩子都被珍視及愛惜，不再有虐童行為。在我眼中，學校運用寶貴的時間來教導孩子人生大事，包括如何愛自己、如何維繫人際關係、如何為人父母、如何處理金錢，以及如何建立穩健的財務。

然後，我看到所有病人都重拾健康，疾病成了過去式，因為醫生已經學會如何讓人們維持健康和活力。

在世界各地，我看到每個人都享受著和平與富足，所有人都和睦相處。我們放下武器、敞開心扉，看著論斷、批評和成見都成為明日黃花，漸漸消逝。

在我眼中，這顆行星——我們的地球母親，得以康復而圓滿，天災消失，而大地如釋重負，和平盛行於世。

想一想，你還希望在這個星球上看到哪些正面的事？當你持續把這些想法放在心上，經常觀想這些畫面，你就是在為打造一個安全、充滿愛的新世界貢獻一己之力。

# 我們始終都是安全的，
# 變化就只是變化

給最親愛的你們：

　　我要說的是，離開這個星球是完全正常且自然的人生必經歷程，我們每個人都必須走過一遭。我們越能平靜看待，就越容易接受，以下是我知道的：

我們始終都是安全的。

變化就只是變化。

從出生的那一刻起，

我們就在準備重新回到光的懷抱中，

讓自己處於最大的平靜狀態。

天使們圍繞著你。

祂們會全程指引你前進的每一步。

不論你怎麼選擇，都會走到最適合你的出口。

一切都會在完美的時空序列中發生。

這是喜悅與歡樂的時刻。

你正在回家的路上，我們每個人都是。

# 我在穿越永恆的無盡旅程上

　　在無限生命的這一世中，一切都完美、圓滿且完整，生命的循環也是完美、圓滿而完整的。開始有時、成長有時、存在有時、凋零有時、淡出有時、離開有時，這些都是完美生命的一部分。這是正常且自然的事，儘管有時覺得哀傷，但我們已經接受了這樣的循環及節律。

　　有時候，這個循環會在半途就戛然而止，於是我們受到驚嚇，甚至覺得受到威脅。有些人英年早逝，有些人帶有殘疾或頻遭打擊。通常令人痛苦的思緒會讓我們想起自己終將一死，我們的生命週期也有結束的時候。我們會活出最充實的一生嗎？還是會早早退場？

生命是變動不定的，無始無終，
只有物質和體驗不斷地循環又循環。
生命從不停滯、不靜止，也不陳腐，
因為每一刻都是嶄新的，
而每個結束也都是新的開始。

# 我信任身體的指引

以下的肯定語，是讓身體明白你正在傾聽它說話的好方法。在做鏡子練習及一整天的日常生活中，都可以使用這些句子：

我用愛去傾聽身體的訊息，
我信任它給我的指引。
我感恩、讚嘆身體的智慧。
聆聽我的身體及直覺是安全的。

生命愛我，我的身體愛我，
我始終受到指引與保護。
我知道對我來說，什麼才是真實的，
我認可自己的真正價值。
我吸收新的觀念來滋養自己；
生命供應我所需要的一切。

你好，身體，我們可以改變。
我想聽見你的聲音，讓我們成為朋友。
我想要好好愛你。

# 這是新的一天，而我是新的我

在我無限生命的這一世中，
一切都完美、圓滿且完整。
我的生命始終都是煥然一新的。

我生命的每一刻都是新的，新鮮而生氣勃勃。
我運用肯定的思維，精確地創造出我要的一切。

這是新的一天，而我是新的我。
我的想法不一樣了，談吐不一樣了，行動不一樣了，
別人對待我的方式也不一樣了。
我的新世界反映了我的新思維。

我為種下新的種子而歡欣及喜悅，
因為我知道這些種子將成為我的新經歷。
在我的世界裡，一切安好。

DAY
## 246

# 我最好的關係，
# 是跟自己的關係

　　戀情是美好的，婚姻是美好的，卻都是短暫的，終有結束的一天。唯一能永遠跟我同在的人，是我自己。我與自己的關係是永恆的，因此我是自己最好的朋友。

　　我每天都會抽出時間，跟自己的心交流。我安靜下來，感受自己的愛流遍全身，消融恐懼和愧疚。我確確實實感覺到愛滲透到全身的每個細胞。我知道自己始終與宇宙連結，也知道宇宙無條件地愛著我與其他人。

　　　　這個無條件愛我們的宇宙，
　　　　就是創造出我這個人的大能，
　　　　而它永遠在這裡照應我。

　　當我在自己內心開闢出一塊愛的安全園地，充滿愛的人與充滿愛的體驗就會被吸引到我身邊。我對感情關係應該如何發展的那些舊認知，是時候放下了。

# 我隨順生命

　　你一直都受到聖靈的神聖指引，要明白聖靈不會犯錯。當你內在湧現強烈的渴望，迫切想要表達或創造什麼，這種感覺就是神聖的不滿足感。你的渴望就是你的使命——無論那是什麼，如果你順從它，就會得到指引和守護，成功也是必然的。當某個目標或某條道路出現在你面前，你可以選擇單純地信任，順其自然地發展，或者是繼續困在恐懼中。關鍵在於，相信你內在是完美的。我明白「全然地信任」可能有點嚇人，但每個人都會有害怕的事物，但你照樣可以豁出去。記住，宇宙愛你，希望你凡事都能馬到成功。

　　　　每一天每一刻，你都在創造性地表達自己，
　　　　　　在以獨一無二的方式做你自己。

　　知道了這一點，你就可以擺脫任何沒有創造力的虛假信念，去執行浮現在你腦海中的每一個計畫。

# 我住在一個富足的宇宙

　　我們對金錢的追求，必須是為了提高生活品質。如果不是的話（也就是說，如果我們討厭自己為錢而做的工作），錢就百無一用。富足與我們的生活品質有關，也與我們擁有的金錢有關。

　　富足不是只由金錢決定，還涵蓋了時間、愛、成功、喜悅、舒適、美及智慧。比如說，你可能經常抱怨沒時間。如果你覺得被催趕、有壓力、匆匆忙忙，那就表示你的時間處於赤貧狀態。相反的，如果你覺得自己有大把的時間，可以從容地解決手上的事情，而你也有信心完成所有工作，那你在時間方面就很富足。

　　要知道，無論你的信念是什麼，都可以在當下這一刻改變。創造你這個人的大能，也賦予了你創造個人經歷的力量。你有能力改變！

# 我擁有全世界的時間

　　時間的快慢多寡，都取決於我的觀點。如果我選擇感覺匆忙，時間就會加快，永遠不夠我用。如果我選擇相信時間永遠都很充足，足夠去做我想做的事，時間就會慢下來，而我會完成原訂的計畫。如果遇到塞車，被堵在路上，我會立刻認可所有駕駛人都在盡最大努力地盡快趕抵目的地。我會深呼吸，用愛祝福其他的駕駛人，並且知道我會在完美的時間點到達我要去的地方。

當我們可以看出每一次經驗的完美時，
就絕對不會匆忙或延誤。
我們會在對的時間抵達對的地方，
一切安好。

# 我有資格擁有富足

　　每個人都可以採取措施，除去導致財務不良的相關習慣。首先，專注於你的感受：相信自己有資格擁有富足的生活，如此才有可能邀請富足前來，並在生活中接收到更多的富足。你可以使用肯定語來強化效果，例如：

我感恩地接受目前生命中所有的好事。
生命愛我，並且滿足我的所有需求。

我相信生命會照顧我。
我值得擁有富足。

生命總是能滿足我的生活需求。
富足每天都以令人驚喜的方式流入我的生活。

我的收入不斷增加，
無論在哪裡，我都能成功及發達。

# 我所有的人際關係，
# 都被愛的圈圈包圍

　　用愛的圈圈來包圍你的家人，無論他們是否還在世。在
這個圈圈裡，納入你的朋友、親人、配偶、職場上每個跟你
共事過的人、你認識的人，以及所有你想要寬恕卻不知道如
何原諒的人。認可你跟每個人都有美好、和諧的關係，你們
相互尊重、關心彼此。

要明白，你可以活得有尊嚴、平靜及喜悅。
讓這個愛的圈圈環繞整個地球，
打開心扉，讓你的內在有一個空間
來容納無條件的愛。
你值得被深深愛著，
你是美好的、強大的。
這就是事實。

# 我放下過去，
# 讓自己自由

　　不論你童年過得怎樣，是幸福的或悲慘的，現在只有你能夠掌控自己的人生。你可以把時間用來責怪父母或你早年的生活環境，但最後的結果也只會讓你陷入受害者的模式，永遠不會因此得到你想要的任何好處。

　　就我所知，愛是功能最強大的橡皮擦。即使是最深層、最痛苦的回憶，都可以用愛抹除乾淨，因為愛能夠碰觸到的心靈深處是他物無法企及的。如果你的心智對過去的記憶非常鮮明深刻，而且你還一直認定「都是他們的錯」，就會繼續陷在深淵中動彈不得。

> 你想要痛苦一世，或是喜樂一生？
> 這個選擇的權利及力量，
> 始終都在你之內。看著自己的眼睛，
> 愛你自己及你的內在小孩。

# 我的每個想法都在創造我的未來

我非常希望能把「你的思想如何運作」列為學校的第一堂課。我始終想不通,讓孩子背誦戰爭日期的意義何在,這似乎只是白白浪費了腦力。相反的,我們可以教導孩子更重要的人生課程,例如心智如何運作、如何處理財務、如何投資理財來擁有穩健的財務、如何為人父母、如何建立良好的人際關係、如何培養自尊,以及如何維繫自我價值。

如果一整個世代的成年人除了常規的學科,也能在學校裡學到這些課程,你能想像那會是什麼樣子嗎?想想這些真理將會如何體現。我們會培養出悅納自己、過得快樂的人;會培養出一群有經濟能力的人,他們透過明智的投資來振興經濟。這些人和每個人都能建立良好的關係,對親職角色駕馭自如,然後繼續培育出懂得自我悅納的下一代孩子。而在做到以上各點時,每個人仍然保有自己獨特的個性,充分展現自己的創造力。

DAY
**254**

# 我有能力改變自己的想法，
# 因此能專注於愛

生命其實很簡單，我們付出去什麼，就會收回什麼。我們的每個想法，都在創造我們的未來。

想法就只是想法，是可以改變的。我相信，健康也同樣是如此。

每一種所謂的疾病或身體不適，都是我們自己創造出來的，而我們有能力及力量來改變想法，從而消除疾病。

放下怨恨及負面的想法，即便對於「藥石罔效」的嚴重健康狀況也有化解的效果。

當你無計可施的時候，就專注於愛吧！愛自己會讓你感覺良好，而良好的健康其實就是感覺良好的一部分。

當我們能夠真正愛自己的時候，生活中的一切都會變好，包括我們的健康。

# 宇宙就是我的家

　　這個星球的新能量是愛，我每天都會花時間打開心智去感受我與所有人之間彷彿親族一樣的關係。無論我在哪裡出生或長大成人，無論我是什麼膚色，無論父母帶領我信仰什麼宗教，每件事與每個人都與「一」的力量相連結；而透過這所有一切，我們的需求得到了滿足。

　　我與地球家庭的每一個成員都有溫暖、充滿愛及開放的交流。其中有些人對人生的看法與我大相逕庭；有人比我年輕，有人比我年長，有同性戀也有異性戀，還有各種膚色的人。我是地球族群的一員。意見紛歧是好事，代表我們有各種各樣的表達方式，而不是成為偏袒一方或開戰的理由。當我開始消除自己的成見時，這是整個星球的福氣。

今天，我會把心多敞開一點，
開始創造一個我們可以安心相愛的世界。

# 我來到這裡，
# 是為了愛這個世界

露易絲說：「我們來到這裡，是為了成為用愛照見世界的一面鏡子。」我們越愛自己，就越不會將痛苦投射到這個世界。一旦我們停止評判自己，對別人的批判也會隨之減少。當我們不再攻擊自己，就不會攻訐別人。當我們停止否定自己，就不會去指責別人傷害我們。當我們開始更愛自己一點，我們的快樂就會多一點，而防備會少一點，心胸會更開闊。當我們愛自己，自然也會更愛別人。「愛自己是最好的禮物，因為當你給自己愛，別人也會這樣對我們。」露易絲說道。

愛是要分享的。愛是禮物，就像真正的快樂和成功，最後會讓你及其他人都一起受惠。「當我想到愛，我喜歡觀想自己站在一個光圈裡。」露易絲說。「這個光圈代表愛，而我看到自己被愛環繞。一旦我的身心感受到這份愛，就會看到這個光圈擴大到整個房間，又擴大到占滿我家的每一寸空間，再繼續擴大到整個街區，然後是整座城市、整個國家、整個星球，最後是遍及整個宇宙。對我來說，這就是愛，也是愛運作的方式。」

# 我為自己創造的愛，
# 將會伴我度過餘生

　　不斷去愛並讚嘆我們是偉大的存在，是對幸福感至關重要的一件事。外在的肉身是神奇的發明，也是我們選擇在這一世穿上的衣服，能夠天衣無縫地配合我們。我們內在的大智慧讓我們的心臟跳動，讓身體呼吸，並且懂得如何療癒傷口或骨折。在我們身體裡發生的所有一切堪比奇蹟，如果我們願意尊重並感激身體的每個部分，健康狀態會大為改善。

　　如果你對身體的某個部位不滿意，那就花一個月的時間持續把愛灌注到那裡，並實實在在地對身體說你愛它。你甚至可以為你討厭過某個身體部位這件事，向身體鄭重道歉。這個練習看起來很簡單，卻非常有效。從內而外，徹底地愛自己。

　　你現在為自己創造的愛，將會陪你度過餘生。既然我們可以討厭自己，就意味著我們可以學著愛自己。只要你有意願，再加上一點練習，就一定能做到。

# 我越是愛自己的身體，
# 就會覺得越健康

**◆ 為自己準備三餐的肯定語 ◆**

規畫健康飲食是一種樂趣。

所有能幫我烹煮出美味、營養餐點

的所需材料，我都備齊了。

我很感激自己選擇了最健康的食物。

我可以輕鬆做出營養美味的餐點。

我喜歡在廚房裡消磨時間！

我值得為自己的健康投入時間及金錢。

你好，身體，今天什麼能夠滋養你？

我喜歡選擇適合身體的食物。


我很幸運，可以為家人選擇健康的食物。

我的家人喜歡吃健康的食物，

孩子們也喜歡嘗試新的食物。

我正在學習新的東西，好一步步療癒我的身體。

每次我準備餐點時，都因為

與大自然及其他生命的連結而得到滋養。

我願意花這個時間來滋養自己。

# 我的內在小孩想要成長及綻放

　　向內在小孩介紹你自己。找個時間把這個孩子攬進懷裡，讓他知道你有多愛他，以及他有多安全。你邁出了愛自己的一大步，我為你感到驕傲。

1. 挑出一張你真正快樂的兒時照片。照片上的你或許在過生日，或許是跟朋友們一起，或是在你最喜愛的地方玩耍。

2. 將照片貼在浴室鏡子上。

3. 跟照片中活潑快樂的孩子說話，告訴孩子，你多想再次擁有當時的感覺。跟你的內在小孩討論你的真實心情，以及你為何裹足不前。

4. 對自己說以下的肯定語：我願意放下所有恐懼；我很安全；我愛我的內在小孩。我愛你，我很快樂，也很滿足；而且我是被愛著的。

5. 重複這些肯定語十遍。

# 愛自己，讓我輕鬆達成正面的轉變

　　你內在有一股不可思議的力量與智慧，時時刻刻在回應你的想法及言語。當你學會透過有意識的選擇來控制自己的想法時，你就連結上了這股力量。

> 不要以為是心智在控制你，
> 你才是管理心智的人，
> 是你在操作你的心智。
> 你可以停止再去想那些老舊的想法。

　　當過去的想法企圖捲土重來，向你喊話「改變很難」時，你要管好自己的心智。對你的心智說：「我現在選擇相信，改變越來越簡單了。」你可能需要和心智溝通幾遍，它才會承認是你在當家作主，一切都是你說了算。

# 我愛全然活在當下的自己

　　不是每個人都能在幸福的家庭中長大，有不少人是來自充滿衝突或暴力的失能家庭。他們對於自己是誰，以及自己與生命的關係，往往背負著大量的消極感受。

　　我們童年時可能飽受虐待，而這樣的虐待或許會延續到我們的成年生活中。當我們在小小年紀就見識過恐懼及虐待，長大成人以後往往會不斷重現那些經歷。我們可能會對自己苛刻，將我們缺乏愛與親情的事實，誤認為是自己不夠好，應該受到這樣的虐待。我們必須意識到，自己有力量可以改變這一切。

　　我們這一生到現在經歷的所有事情，都是由我們過去的想法及信念創造出來的。回顧自己的生命歷程時不用感到羞愧，我們要把過去看成是精彩、充實人生的一部分。沒有這樣的精彩與充實，我們不會有今天。沒理由因為沒有做得更好而自責，我們已經盡力了，我們經常是拚了命才撐過了惡劣的處境。我們現在可以在愛中放下過去，並為了獲得這個新覺知而感恩。

# 我的目標是今天比昨天更愛自己

　　過去只存在於我們的心智裡，我們可以選擇如何去看待。我們只活在此時此刻，所有的感覺及體驗也都發生在當下這一刻。我們現在的作為，是明天的基石。因此，當下這一刻就是抉擇的時刻。明天還沒來，我們什麼都做不了；而昨天已消逝，我們也不可能在昨天做事。所以，我們只能在今天行動。重點在於，我們現在選擇了什麼想法、什麼信念，以及什麼言語。

當我們學會愛自己，
並相信我們內在的更高力量，
就能與無限的聖靈
攜手創造一個愛的世界。
我們對自己的愛，
讓我們從受害者的角色搖身一變成為贏家。
我們對自己的愛，
會把美好的經驗吸引過來。

# 我相信愛的力量

　　愛比暴力更深入人心，愛存在於地球上每個人的心裡。不論地球上哪裡出現暴力，愛都是試圖被聽見的深層課題。我正在學習從每一則暴力報導中，傾聽愛的無聲呼喊。我相信自己的心靈工具，我自己就是靠著這些工具擺脫了束縛，尊重過往的負面經歷，迎向正面的全新可能性。

　　很多人沒有學過如何把心智當成創造力工具，於是按照自己從小到大接受的信念過生活。信念非常強大，人類不惜打打殺殺，就只是為了證明及捍衛自己的信念。但信念只是想法，而想法是可以改變的。

　　我愛自己，因此不再用殘酷的想法、苛刻的批評、嚴厲的論斷來侵犯自己或任何人。我愛自己，因此我放下了所有窮追猛打的念頭。


我愛自己，因此不論
我在什麼情境下扮演了受害者或加害者，
我一律放棄這些角色。
我原諒自己，也原諒別人。

# 我打開心扉，樂於接受所有的好事

　　站起來，張開雙臂說：「我打開心扉，樂於接受所有好事。」這麼做，你的感覺如何？

　　現在，認真看著鏡子中的自己，注入更多的情感，再說一遍。

　　你有什麼感覺？是覺得解脫、喜悅？還是羞愧得想要躲起來，覺得自己不配？

　　深呼吸。再說一遍：「我打開心扉，樂於接受＿＿＿＿＿＿（自己填空）。」

　　每天早上至少做一次這個練習。這是一個美好的象徵性舉動，可能會助長你的富足意識，為你的生活帶來更多好事。

# 我選擇平和的生活方式

如果我想生活在一個和平的世界，
我就得確保自己是個平和的人。
不論別人的表現如何，我都保持內心的平靜。
在混亂或狂暴中，我倡議和平。

我用和平與愛來解決一切棘手的情況。
我將和平的意念送到世界上所有動亂之處。

如果想讓世界變好，
我必須改變看待世界的方式。
我現在願意用非常正面的方式來看待生活。
我知道和平始於自己的想法，
當我繼續抱持和平的想法時，
就可以與志同道合的人連結在一起。
我們會一起努力，為這個世界帶來和平與繁榮。

# 身體是我珍惜的好朋友

　　我原諒自己過去沒有善待身體。從前的我，已盡力地根據自己的理解及知識照顧好自己。現在我很關心自己，會把生命提供給我的最好資源，都拿來滋養自己。

　　我滿足身體各方面的需求，以便擁有最佳的健康狀態。我愉悅地攝取營養的食物、喝大量的純淨水，並不斷地尋找好玩又有趣的新方法來鍛鍊身體。我愛自己身體的每個部分，全身上下、裡裡外外，沒有半點遺漏。我現在會選擇平靜、和諧及充滿愛的想法，為所有細胞在身體內營造和諧的氛圍。我與生命的任一部分都和諧相處。

　　身體是我珍之重之的好朋友。我給予身體良好的滋養與營養，懂得好好休息，晚上睡得很安穩。然後我開心地醒來。生命是美好的，我樂在生活。以上都是事實！

# 當我改變想法，
# 周遭的世界也會隨之改變

　　不論問題是什麼，其源頭都是思維模式，而思維模式是可以改變的！

　　你可能會感覺問題是真的，但那只是看起來像真的——我們在生活裡與之拚搏的問題都是如此。然而，不管我們面對的狀況有多難纏，它都只是內在思維模式的一個外部結果或外部效應。

　　如果你不清楚是什麼想法導致了你正在面對的問題，現在你可是找對門路了。因為本書的宗旨，就是幫助你追根究柢，找到答案。檢視生活裡出現的困擾，然後問自己：「是我的什麼想法，導致了如今這個局面？」

　　如果你願意靜靜坐著並向自己發問，你的內在智慧會為你揭開答案。

# 我打開新的門，迎向生命

　　你正站在生命的走道上，在你身後有許多關上的門。這些門代表的是你不再做的事、不再說的話、不再抱持的想法，以及不會再擁有的經驗。在你前方，是一條看不到盡頭的走道，走道上也有許多門，門後是新的體驗。

　　當你向前走時，會看到自己逐一打開了這些門，經歷到你想要的美好體驗。你看到自己打開了通往喜悅、和平、療癒、富足及愛的那些門，打開了通往了解、慈悲、寬恕的門，以及打開了通往自由、解脫、自我價值及自尊自愛的門。如果這些門就在你眼前，你會先打開哪一扇門呢？

　　相信你內在的嚮導會帶領你，引導著你走向對你最有利的方向，讓你的靈性持續成長及擴展。不論你打開了哪一扇門或關上了哪一扇門，你始終都是安全的。

# 我各方面的生活都很充實

　　學著用感謝的心來接受。我們要學會接受，因為對宇宙來說，樂於接受的心態不只是用來換取富足而已。我們有很多問題，都源自於無法克服接受的心態。在「施與受」中，我們通常更喜歡付出，對接受則會打從心底排斥。

　　別人送你禮物時，只要微笑著道謝。如果你跟對方說「這個尺寸不對」或「顏色不對」，我可以保證對方此後不會想再送東西給你。優雅地接受，如果禮物真的不合你意，大可轉送出去給適合的人。

　　對已經擁有的，要心存感恩，如此才會吸引更多的好事到來。同樣的道理，如果我們滿腦子都在想著匱乏，吸引來的也必定是匱乏。如果積欠債務，我們要原諒自己，而不是斥責自己。使用肯定語及觀想時，要把注意力放在債務結清上。

# 我連結上內在的寶藏

　　向內走，改變你的思維模式。與你內在的寶藏連上線，善加利用。一旦我們連結上內在的寶藏後，就能以自己的偉大本質來回應生命。記住，每天都要連結你的內在寶藏。

　　給自己特別的禮遇，彷彿你是一個值得珍視的朋友。每週與自己約會一次，上館子、看電影、逛博物館，或是玩一種你特別喜歡的運動；這樣的約會要持之以恆。記得為這個約會盛裝打扮，用最高級的餐具吃飯，穿上最漂亮的衣服。不要把好東西留到有伴時才使用，你就是自己的伴。允許自己心安理得地享受，寵愛自己。

　　感恩生活，平常可以做一些舉手之勞的善事。比如說，幫別人代繳停車費 *；上完公廁後，順手整理一下，讓下一個人有清爽的廁所可用；去海灘或公園撿拾垃圾；送一朵花給陌生人；告訴某個人你有多欣賞他或她；念書給孤獨的老人聽⋯⋯做善事會帶給我們好心情。

---

* 譯註：美國有投幣式的路邊停車位，車主要根據時間需求投入費用，逾時未取車會挨罰。有些路人看到即將逾時的車子，會幫忙投錢，當成日行一善。

# 我感謝居住的這個美麗世界

　　地球是有大智慧的慈愛母親，供給了我們想要的所有一切，照顧我們所有需求。她給了我們水、食物、空氣和陪伴，我們有無數多種的動物、植物、鳥類、魚類，還有不可思議的大自然之美。但過去幾年來，我們卻惡劣地苛待了這個星球。我們正在把寶貴的資源消耗殆盡，如果繼續揮霍、糟蹋這個星球，我們將會沒有能居住的地方。

　　我承諾過要愛護及改善這個世界的生活品質，我的意圖清晰、充滿了愛及關心。只要有機會，我就會順手做些善事。我回收、做堆肥、開闢有機菜園、改善土壤品質。這是我的星球，所以我要幫助它成為更好的居住之處。我每天會花時間靜默觀想，積極想像一個和平的星球，想像我們可能擁有一個乾淨、健康的生活環境。

　　我想像世界各國政府通力合作、平衡預算，公正地處理全球資金。在觀想中，我看到這個星球上的所有人都打開心扉、擴大心智，一起努力創造一個人人可以安心相愛的世界。而這一切，就從我開始做起。

# 拿回我的力量

張開雙臂，用愛迎接嶄新的一天。
感受你的力量；感受呼吸的力量；
感受聲音的力量；感受愛的力量；
感受寬恕的力量；
感受你有意願改變的力量。

你是美麗的，你是神聖且偉大的存在，
值得擁有一切好事——
不是只有一些好事，而是所有的好事。
感受你的力量，與你的力量和平相處，
因為你是安全的。

# 我深深感激生命對我如此慷慨

我與生命同在,所有生命都愛我、支持我。
因此,我為自己要求得以享有生命中的富足與豐饒。
我有充足的時間、愛、喜悅、舒適、
美、智慧、成功及金錢。

我既不是我的父母,也不是他們的財務模式。
我是獨一無二的,而我選擇敞開自己,
接受各式各樣的富足。
我深深感激生命對我如此慷慨。
我的收入不斷增加,有生之年都持續富足。
這是我存在的真相,我接受事實如此。
在我富足的世界裡,一切安好。

# 今天不管做什麼，
# 每一分鐘我都樂在其中

在每一世的生命中，
我們都在電影開演了才進場，
也都在電影結束前退場。
沒有正確的時間點，也沒有錯誤的時間點。
就只是時候到了。

靈魂早在我們上場之前就決定好了，
我們是為了體驗才來到這裡，
我們來這裡學著愛自己。

不管別人做了什麼或說了什麼，
我們都為了珍惜自己和別人而來。
等我們學會了愛的課題，就可以歡喜地離開，
沒必要承受身心的痛苦。
我們知道下一次，無論我們選擇投生到哪裡，
無論在哪一個層次，都會帶上所有的愛。

# 我愛我這個人，
# 也愛我做的每件事

在我無限生命的這一世中，
一切都完美、圓滿且完整。
我支持自己，生命也支持我。
在周遭環境及每一個生活領域，
我都看到了靈性法則在運作的證據。

我強調以快樂的方式學習，
每一天都在感恩及歡喜中展開。
我熱切期待今天的冒險，
知曉在我的生命中「一切安好」。
我愛我這個人，也愛我做的每件事。
我是生命鮮活的、喜樂的、充滿愛的表達。
在我的世界裡，一切安好。

# 當下這一刻，才是我們的使力點

我們隨時都可以改變自己的信念系統。
想想以前，我們還相信地球是平的呢。
現在，我們已經知道這不是真相。

我知道，我們曾經以為並接受的那些正常想法，
或天經地義的事，都是可以改變的。
我們可以活得健康、富足、明智、喜悅，長壽，
以及充滿了愛。

# 我的愛，威力強大

　　我對待自己就像一個被深愛的人。各種事情來來
去，即便經歷這一切，我對自己的愛始終不變。這不是
自負或自滿。自負或自滿的人，通常也帶著滿腔的自我
厭惡，只是試圖用「我比你強」來掩飾罷了。

　　愛自己，單純就是感謝自己存在的奇蹟。當我真正
愛自己，就不可能傷害自己，也不會傷害別人。對我來
說，世界和平的關鍵就是無條件的愛；而無條件的愛要
從接納自己、愛自己做起。

　　我不是等到自己變得完美的那一天才愛自己，
　　　　而是接受此時此刻最真實的自己。

# 我值得被療癒

　　「如果你確信自己會痊癒，適時的幫助就會來到你身邊。然後，你必須願意去做該做的事。」露易絲說。

　　那麼究竟要怎麼做，才能把需要的療癒要素和條件吸引過來呢？

　　「首先，改變你對問題的觀點。我們對於療癒、對於什麼應該有效或無效，都有自己的見解。我們必須把自己的想法從『不可能實現』切換成『這是可行的，我只需要找出辦法』。我一向都說，不治之症的意思，是指當下無法透過外部手段來治療，你得向內走才行。當然，這意味著你要改變自己的想法，也必須重建自我價值——要相信自己值得被治癒。如果你能夠建立起這樣的堅定信念及認同，生命就會帶給你所需要的一切，讓療癒得以發生。」

# 我永遠不可能老到無法學習和成長

　　活到老學到老，永遠都不要自以為年紀太大而不適合做某事。我的人生是到了大約四十五歲才有了意義，也就是我開始教學工作那時候。五十歲時，我創辦了一間規模非常小的出版社。五十五歲時，我走進了電腦世界，特別去上電腦課並克服對電腦的恐懼。六十歲，我開闢了自己的第一個有機菜園，成為一名熱情的園丁，種植自己食用的蔬果。七十歲時，我報名兒童繪畫班。幾年後改上成人繪畫班，還開始販售自己的畫作。

　　最近，我決定擴展自己去挑戰害怕的領域，於是我去學了交際舞。現在我每週要上幾堂舞蹈課，正在實現童年對學跳舞的夢想。我還學了瑜伽，身體也出現了正面的轉變。

　　我喜歡學習從未涉獵過的事物，誰曉得我以後還會做什麼呢？我只知道在自己離開這個星球的那一天到來之前，我會持續練習肯定語，並發揮新的創造力。

# 我選擇讓自己感覺良好的正面想法

　　有人說「肯定語沒有效」（這句話本身就是一種認可），其實這些人的言下之意是，他們不曉得如何正確使用肯定語。他們可能嘴巴上說著「我越來越富足」，但心裡卻想著「哎，這太傻了，我看是行不通的」。你覺得是前者或後者的肯定語會勝出？當然是負面的那一個，因為這是他們長期看待人生的習慣方式。

　　有的人一天只念一遍肯定語，其他時候都在怨天尤人。如果採取這種操作方式，就得耗上很長時間，肯定語才會發揮作用。抱怨的話語通常會占上風，這是因為抱怨次數太頻繁，而且情緒通常很強烈。

　　然而，把肯定語說出口，只是其中的一個步驟。你其他時間做了什麼，重要性甚至超過念誦肯定語。要讓肯定語迅速見效，而且效果持久，訣竅就是建立一個能夠讓肯定語成長茁壯的環境。肯定語就像種到土壤裡的種子，土壤貧瘠，種子自然發育不良；土壤肥沃，種子才會生根發芽、欣欣向榮。你越是選擇讓自己感覺良好的想法，肯定語奏效的速度就越快。

# 我的內在對話良善有愛

　　我在這個世界扮演一個獨一無二的角色，也擁有演好這個角色的所有必要工具。我的每個想法、我說的每一句話，都是不可思議的強大工具。我善用這些工具，並且享受這些工具帶來的效果！

　　冥想、祈禱，或是每天早晨花十分鐘練習肯定語，都有令人驚喜的神奇效果，如果我能夠身體力行一整天的話，效果還會更好。

　　我一直謹記在心的，是我每時每刻的想法都在形塑我的人生。而我能使力的時間點、能做出改變的地方，永遠都是此時此地。因此，我會花時間捕捉自己當下的每個念頭。然後問自己：「我想要用這個念頭來創造我的未來嗎？」

# 我因為能分享愛而高興

我只教一件事——愛你自己。
除非你能愛自己，否則永遠不會知道你真正是誰，
也不會認清自己的真本事。
當你愛自己時，才會成長茁壯。

愛幫助你長大，幫助你超越過去、
超越痛苦、超越恐懼、超越小我，
超越你對自己的所有狹隘觀點。
你是由愛塑造而成的，
愛幫助你成為真正的自己。

# 每段關係都有需要學習的功課，以及等著你收下的禮物

　　我相信你出生前就挑選好了父母，好在這一世學習寶貴的功課。你的高我知道你必須經歷什麼波折，才會在靈性道路上前進。因此不管你必須跟父母化解什麼狀況，都要堅持下去。無論他們現在或過去說了什麼、做了什麼，你來到這裡，最終都是為了愛你自己。

　　為人父母要允許孩子愛自己，給孩子一個能讓他們感到安全的空間，讓他們可以用正面、無害的方式表達自己。同時還要記住，正如我們選擇了自己的父母，我們的孩子也選擇了我們。親子關係裡，有一些重要的功課值得我們所有人去歷練。

　　懂得愛自己的父母，會更容易教導孩子學會愛自己。我們越是對自己滿意，就越能以身作則來讓孩子理解自我的價值。我們越是努力愛自己，我們的孩子就越能明白愛自己是一件可以去做的好事。

# 我的心智模式是積極且歡喜的

　　我們奉行的信念有些是正面、對我們有好處的,可以讓我們終生受用無窮,例如過馬路前要先看看左右來車。

　　有些信念則是一開始非常實用,但等我們長大後就不再合適了。例如不要相信陌生人,對孩子來說或許是不錯的建議,但如果長大成人後還是抱持這種信念,只會讓自己被孤立、忍受孤獨。

　　為什麼我們很少坐下來問自己:「這是真的嗎?」例如,為什麼我會相信「我學東西很慢」這一類的信念呢?

　　更恰當的問題應該像這樣:這對現在的我來說還成立嗎?這個信念是哪來的?我仍然相信這個看法,是因為一年級的老師三番兩次那樣跟我講嗎?如果放下這個信念,對我是不是更好?

# 我跟這個星球的每個人是一體的

　　這個世界沒有兩股對峙的勢力——我說的是善與惡。倒是有「一」的無限聖靈及人類，而聖靈以各種方式，提供智能、智慧、工具給人類使用。

　　　　當你談起他們時，
　　　　你說的就是我們，
　　　因為我們是人民、我們是政府、
　　　我們是教會，我們就是這個星球。

　　改變的起點就在我們所在之處。我們很容易就脫口而出：「都是魔鬼搞出來的」或「都是他們的錯」。但事實上，要負責的一直都是我們！

# 寬恕讓我自由

　　我們需要理解的重要靈性觀念之一，就是每個人在任何時刻都在盡自己最大的努力。人們所能做的，就是憑著自己當下的理解及覺知去行事。你一直耿耿於懷的事情已經結束了，所以放下，讓它過去吧！讓自己重獲自由。

1. 坐在鏡子前，閉上眼睛。深呼吸幾次。感覺自己在椅子上坐得很穩，像往下扎根一樣。

2. 想想生命中曾經傷害過你的那些人。現在睜開眼睛，對著他們其中一個人說話──要說出聲音。比如：「你傷我很深，但我不想再被困在過去了。我願意原諒你。」如果你一時之間做不到，也可以肯定地說：「我願意。」只要你有意願，就能離寬恕越來越近。

3. 做幾次深呼吸，再對這個人說：「我原諒你，我放你自由。」再次深呼吸，接著說：「你自由了，我也自由了。」

4. 注意你的感受。你覺得抗拒嗎？或是鬆了一口氣？如果你感受到抗拒，就深呼吸並肯定地說：我願意釋出所有抗拒。

5. 記住：寬恕不是一個事件，而是一個過程。或許你需要在某個人身上多花一點時間才能寬恕對方，那就多寬恕幾次，每一次都要比上次更深入一點。

# 我與我的年齡和平共處

在我無限生命的這一世中，
一切都完美、圓滿且完整。
我不再選擇相信對老化過程的陳舊定義，
認為年齡一定會帶來限制及匱乏。

我欣喜地度過一年又一年的歲月。
我的知識不斷累積，與自己的智慧不斷連線。
晚年是我的黃金歲月，我懂得保持年輕又健康。

我的身體時時都在更新，
活得精力充沛、活潑、健康、充實，
我貢獻一己之力，直到人生最後一天。
我現在選擇以這樣的理解來過我的生活。
我與我的年齡和平共處。

# 不管幾歲，我都活得很快樂

### ◆ 關於老化的肯定語 ◆

我年輕又漂亮——任何年齡都是如此。

我敞開自己，接受生命給我的所有體驗。

我以充實和卓有成效的方式貢獻社會，

我負責自己的財務、健康和未來。

我榮耀並尊重我生命中的兒童和青少年。


我的家人支持我，我也支持他們。

所有跟我接觸過的人都很尊重我。

我榮耀並尊重我生命中的所有長輩。

我有全世界的時間。

我完全沒有限制。

# 我向內看，並愛我所看到的

你如何愛自己？

首先，最重要的一點是：

停止你對自己和對別人的一切批評。

接受你本來的樣子，並盡可能地讚美自己。

批評會摧毀內在的精神，而讚美則會壯大它。

經常照鏡子，並簡單地對自己說：

「我愛你，我真的愛你。」

一開始要說出口可能不容易，但要堅持練習，

不久後你便會認同這句話，

並體會到自己在講這句話時的感受。

盡你所能地愛自己，

你的所有生命將會把這份愛映照在你身上。

# 我沉浸在正面的想法中

宇宙會從字面上去解讀你的想法和言語，並按照你所想及所說的，將你想要的東西送來給你。一向如此。

每一個正面想法，都會將好事帶進你的生命。相反的，每個負面的想法則會把好事從你身上推開，讓你永遠搆不到它們。在你的人生裡，有多少次即將到手的好事，卻在最後一刻被搶走了？如果你還能記起當時你的心態，就會明白癥結所在。太多的負面想法，會築起一道阻擋正面認可的路障。

如果你說：「我不想再生病了。」這不是一句能夠帶來健康的肯定語。使用肯定語時，一定要說清楚你想要什麼，比如前面那句話可以改成：「我現在接受完美的健康。」

「我討厭這輛車子。」這句話不會為你帶來一輛你朝思暮想的車子，因為你說得太含糊。即使你真的換了新車，很可能過沒多久就會厭倦，畢竟這樣的結果才符合你說的肯定語：「我討厭這輛車子。」如果你想要一部新車，可以這樣說：「我有一部漂亮的新車，滿足了我全部的需求。」

# 今天我選擇付出愛

　　誠實是我們經常使用的詞彙，但我們不見得明白誠實的真正意義。誠實與道德或假道學沒有關係，也跟被逮到或坐牢不相干。誠實是愛自己的一種行為。

　　誠實的主要價值在於，無論我們在生活中付出去什麼，就會回收什麼。因果法則始終都在不停運作。如果我們藐視或評判他人，那我們同樣也會受到他人的論斷。如果我們總是生氣，那麼我們到哪裡都會躲不開憤怒。我們對自己的愛，讓我們隨時都能跟生命對我們的愛接軌。

# 我越是勇敢去愛，就越安全

每天堅持愛自己，一有機會就說一說那些充滿愛的肯定語，並用實際行動來表明你對自己與日俱增的愛。愛自己，看看你有多特別。生活始終都在反映我們內在的感受。

當你在內心闢建出愛及感情的空間後，就會像磁鐵一樣，把能夠支持你持續擴展親密感的適當人選吸引過來。

1. 在日誌本上，寫下你小時候是如何體驗到愛的。你有看到父母表達對彼此的愛意嗎？你是在很多擁抱中長大的嗎？你的家人經常會把愛藏在打鬧、哭泣、冷戰或沉默中嗎？
2. 寫出十句與愛有關的肯定語，並做鏡子練習。以下是一些範例：*我值得被愛；我越是勇敢去愛，越是安全；今天，我記得生命愛我；我讓愛在最完美的時刻找到我。*
3. 寫下十件你很喜歡做的事，並從中挑出五件在今天做。
4. 花幾個小時來犒勞一下自己：買花送自己、招待自己享用健康大餐、向自己證明你有多特別。
5. 每天執行步驟 3，持續一週！

# 我在感恩與喜悦中，
# 展開與結束這一天

　　讓我們每天盡可能找時間，為生活中發生的所有好事感恩。如果你現在過得不順遂，好事會增加的。如果你現在生活富足，好事也會增加。這是一個雙贏的局面。你快樂，宇宙也快樂。感恩會讓你越來越富足。

　　開始寫感恩日記，把每天值得感恩的事都寫下來。每一天，都要不吝於表達你的感激之情，對象包括售貨員、服務生、郵務人員、老闆和員工、朋友、家人，以及素昧平生的人。分享感恩的訣竅。

讓我們盡一己之力，
把這個世界打造成一個
施與受都充滿感恩的地方……
而且人人如此！

# 我信任宇宙的指引

　　在我們每個人無限生命的這一世中，一切都完美、圓滿且完整。我們欣喜地發現自己與創造我們的力量是一體的，這個偉大的力量愛祂的所有創造物，包括我們。我們是宇宙鍾愛的孩子，被賦予了該有的一切。我們是這個星球上最高等的生物，具備體驗生命所需要的全部裝備。我們心智永遠與「一」的無限心智連結；因此，如果我們相信事實如此，便可以取用所有的知識和智慧。

　　我們相信自己只會為了至善及喜樂而創造，也就是那些最能夠增益靈性及進化的事物。我們愛真正的自己，尤其滿意自己為這一世所選擇的身分。我們知道自己可以在每時每刻雕琢、重塑自己的性格，甚至是肉身，以進一步展現我們的最大潛能。我們為自己的無限潛能而高興，明白在每個領域上，自己都擁有全部的可能性。我們全然地信任「一」的偉大力量，而且知道在自己的世界裡，一切安好。

# 我相信生命會幫助我
# 做出明智而有愛的決定

　　波和克里斯多福是羅伯特‧荷登的一雙兒女，他們很喜歡露易絲‧賀，露易絲也喜歡他們。看著一大二小的日常相處非常有意思，露易絲不會溺愛孩子，她不會搔癢癢，也不玩遊戲。她不把六歲的波歸類為「大女孩」或「好女孩」，只把她當成一個真正的女孩來對待。三歲的克里斯多福，則是一個真正的小男孩。至於露易絲自己，則是無年齡的。就是這樣，一切都很自然。羅伯特覺得他們相處的氛圍，就像《歡樂滿人間》的仙女保母、珍及麥可 *。

　　克里斯多福第一次見到露易絲時，直接跑到她面前，喊道：「妳想不想看看我的牙齒？」露易絲考慮了一下他的提議，然後說：「好的，我想看。」於是克里斯多福仰起頭，笑著咧嘴展露他的牙齒。露易絲說：「謝謝你。」克里斯多福回答：「不客氣。」這些舉動他以前沒跟任何人做過，以後也沒再看他做過。

---

\* 譯註：《歡樂滿人間》（*Mary Poppins*）是著名童書，曾改編成電影。仙女包萍撐著傘從天而降到班克斯家當保母，帶著孩子們展開神奇的歡樂冒險。

後來，羅伯特問露易絲牙齒代表了什麼意義。她一本正經地回答：「牙齒代表做出了好決定。他只是在告訴我，他有自己的想法，也有能力做出好決定。」

# 第一個要改善的關係，
# 就是跟自己的關係

　　第一個要改善的關係，是你跟自己的關係。當你對自己滿意，你的其他人際關係也會跟著改善。快樂的人在別人眼中，更富有魅力。如果你想尋求更多的愛，就要先愛自己多一點。這意味著不批評、不抱怨、不責怪、不埋怨，以及不產生孤獨感。同時，這也表示你要對現在的自己非常滿意，並選擇現在能讓你感覺良好的想法。

　　當你能夠為滿足自己的需求而付出努力時，就不會那麼依賴他人。這和你愛自己的程度有關，當你真正愛自己時，就能做到專注、沉著、穩定、有安全感，你在家庭及職場上的人際關係都會很棒。你還會發現自己對各種人事物的反應改變了。以前你覺得天都要塌下來的事情，如今不再那麼重要了。新的人將會進入你的生活，或許有些熟人會消失——一開始，這可能有些令人害怕，但結果是美好的，你的人際關係將會煥然一新，讓人期待。

# 我展臂歡迎並接受所有好事

有好事降臨時，就坦然接受吧。敞開胸懷去迎接所有的好事。對你的世界說 Yes，機會與富足將會增加百倍。

今天，鏡子練習的焦點是：接收你的成功與富足。

1. 站起來，張開雙臂說：「我是開放的，願意接受所有好事。」

2. 現在看著鏡中的自己，再說一遍：「我是開放的，願意接受所有好事。」讓這幾句話從你的內心流出來：「我是開放的，願意接受所有好事。」

3. 再把這則肯定語念十遍。

4. 留意你的感受。你覺得解脫、自由了嗎？每天早上做這個練習，至少持續一週。這是提高富足意識的一個好方法。

# 從你所好，追隨你的天賦

　　我想我們來到這個星球很多、很多次了，目的是學習不同的功課。這就像上學一樣。在我們決定要在哪個時間點投生之前，就已選好了要學習的功課來砥礪我們的靈性。一旦敲定了課題，為了完成今生的功課，我們會開始篩檢各種環境和情況，包括選擇父母、性別、出生地及種族。既然如今你都已經走了這麼遠的路了，所以相信我，你已經做了所有的正確選擇。

　　在你的人生路上，你有必要提醒自己：「我是安全的。」變化就只是變化而已。信任你的高我，祂會牽引你，為你奉上最能夠促進你靈性成長的指引。神話學家喬瑟夫·坎伯（Joseph Campbell）說的話一針見血：「追隨你的天賦！」

# 我從成功走向成功

我知道腦袋裡的想法攸關我的工作環境，
所以，我有意識地慎選自己的想法。
我只想那些能夠支持自己的積極想法。

我選擇富足的想法；因此，我是富足的。
我選擇和諧的想法；因此，我在和諧的氛圍中工作。
我喜歡在早上起床時，明白今天有重要的事要做。

我的工作極具挑戰性，這讓我過得很充實。
當我想到自己所做的事，內心會自豪地發亮。
我手邊隨時都有工作，始終都富有生產力。
生活是美好的，這就是事實！

# 我是閃閃發亮的光

　　競爭與攀比，是阻斷創造力的兩大障礙。你的獨一無二，讓你與眾不同。從創世以來，從來就沒有出現過跟你一模一樣的人，因此哪來的攀比跟競爭呢？

　　攀比不是帶給你優越感，就是讓你覺得比不上別人，這是小我的手段，是你的狹隘心所產生的想法。如果攀比讓你感覺良好，你就是在說別人不夠好或沒有你好。或許你認為貶低別人可以抬高自己，但實際上，這麼做的結果，卻是把你自己推上招致批評的位置。我們或多或少都會比較，如果能夠超越它當然是好事。想要開悟，就要向內走，讓光照在自己身上，以消融內心的黑暗。

　　凡事都會變，曾經對你來說完美的做法可能如今已不再適用。為了不斷改變及成長，你要一直向內走，直探內心去傾聽，此時此刻什麼才適合你。

# 我祝福我的電話

　　每回使用電話，我都會用愛祝福電話，而且我還經常用肯定語來認可電話只會為我捎來富足及愛的言語。我對電子信箱的郵件匣也如法炮製，結果我的郵件匣不僅每天都帶來財源，還有朋友、客戶、遠地讀者寫給我的各種充滿愛的書信。

　　即便是收到帳單，我還是會很高興，並感謝那些公司相信我會如期付帳。我祝福我家的門鈴和大門，因為我知道只有好事才能進入我家。我期待生活美好、快樂，實際情況也是如此。

# 吸引力法則只把好事帶進我的生命

我注意到宇宙很喜歡我們懂得感恩。
你越是感恩，發生的好事就越多。
我說的「好事」不是只限於物質方面，
而是指所有能讓生活變得更美好的人、地及經歷。

當你的生活充滿愛、喜悅、健康及創造力時，
你知道這種感覺會有多棒，
例如開車出門一路綠燈、總能找到停車位等等。
我們的生活本來就該是這樣的。
宇宙是慷慨大方的施予者，
而且祂喜歡我們的感恩。

# 我就是我，獨一無二的我

你不是你父親，也不是你母親。
你不是任何一位親戚，不是你的學校老師，
也不是小時候學到的宗教戒律。

你就是你，特別且獨一無二，
擁有自成一格的才華與能力。
沒有誰能用跟你一樣的方法做事，
沒有競爭，也沒得攀比。

你值得擁有自己的愛，值得接納自己。
你是偉大、精彩的存在；你是自由的。
承認這就是你的新實相，事實也是如此。

# 我們是擁有人類經驗的靈性存在

　　我與生命同在，所有生命都愛我、支持我。因此，我要求自己在生命的每個階段，都保持著心境的平和及生活的喜樂。每一天都是新的、不同的，都有各自的樂趣。我積極參與這個世界，求知若渴，把身體照顧得非常好，並選擇讓自己開心的想法。我強烈的靈性連結時時刻刻鼓舞著我。我不是我的父母，不需要像他們那樣變老或死去。

　　　　我是獨一無二的，選擇過一種充實的人生，
　　　　　直到我在這個星球上的最後一天。
　　　　我與生活和平相處，並且愛我的每一世生命。
　　　　　這是我存在的真相，我接受事實如此。
　　　　　　在我的生命中，一切安好。

# 我樂於看到自己活得精彩

　　選擇從你的心智及生活中消除所有負面的、破壞性的、恐懼的主意及想法。不再聽從有害的想法或對話，也不參與其中。今天誰都不能傷害你，因為你拒絕相信自己會受到傷害。你拒絕沉溺於有害的情緒中，無論那些情緒看起來多麼合理。你已凌駕了那些存心要激怒你、恫嚇你的人事物，而那些有殺傷力的想法，也沒有宰制你的力量。

　　你所想的、所說的，只涉及你想要創造的生活。
　　所有你需要做的事，你都游刃有餘。
　　你與創造你這個人的力量是一體的。
　　你是安全的，在你的世界中一切安好。

# 不管我被引導去做什麼，我都會成功

在我無限生命的這一世中，
一切都完美、圓滿且完整。
我與創造我這個人的力量同在。
我已經具備了成功的要素。
我現在允許成功的公式流經我的身體，
在我的世界裡顯化。

不論我被引導去做什麼，我都會成功。
我從每一次的經歷中學習。
我從成功走向成功，從榮耀走向榮耀。
我的道路是由一連串的墊腳石鋪成，
始終通往更盛大的成功。
在我的世界裡，一切安好。

# 我相信生命的每個歷程都會照顧我

　　露易絲信任內在的鈴聲。「它是我的朋友。」她告訴羅伯特・荷登。「它是會跟我說話的內在聲音。我學會了信任它，而它對我很適用。」說起她的內在鈴聲時，她總是帶著尊敬及愛。聆聽內在鈴聲是一種日常的靈性修持。「我的內在鈴聲總是與我同在。」她說。「傾聽內在鈴聲，就能找到我需要的答案。」

　　「妳的內在鈴聲從何而來？」羅伯特・荷登問道。

　　「無處不在！」露易絲開玩笑說道。

　　「什麼意思？」

　　「我的內在鈴聲，是我傾聽大智慧的管道。」她說。

　　「就是妳在《創造生命的奇蹟》提到的那種『一』的智慧嗎？」

　　「是的，『一』的智慧為我們所有人提供指引。」露易絲說。

　　「每個人都有內在鈴聲嗎？」他問。

　　「每個孩子出生時都有內在鈴聲。」露易絲向他保證。

# 內在小孩想要多少愛，
# 我只會給他更多

就我所知，愛是最強大的療癒力量，
甚至愛連最深層、最痛苦的記憶都能夠療癒，
因為愛為我們心靈的黑暗角落帶來了理解之光。
無論童年有多痛苦，現在愛我們的內在小孩，
都能幫助我們療癒他。

在最私密的心智世界裡，
我們可以有新選擇及新想法。
寬恕與愛我們的內在小孩，
這樣的意圖將會打開道路，
而宇宙將會支援我們的所有努力。

# 我知道每一次等待我的都是好事

　　我相信每件事最終都會有個最好的結果，但有時候當你置身其中時，很難看到這一點。想想在職場上或以前曾經發生過的負面經驗，可能是你丟了工作，或可能是你的伴侶離開了你。現在你走出來了，回頭再去看，是否發現到就是因為那次的不好經歷，讓你因禍得福？

　　我聽過太多次像這樣的答案：「對，我曾經遇到了很可怕的事，但若不是如此，我也不會遇到……或有機會成功創業……或承認自己是個癮君子……或學會愛自己。」

　　相信神的智慧會以對我們最好的方式來幫助我們體驗人生，就可以給自己力量，真正享受生活中發生的每件事：包括好事及所謂的壞事。試著將這個觀念套用到你的工作經驗，並注意發生在你身上的變化。

# 我的工作是神愛世人的一種表現

　　我們的業務是「一心」（One Mind）的一個神聖點子，發軔於神的愛，也靠著愛維繫下去。每個員工都被愛的行動吸引過來，因為此時此刻，這份工作就是他們應該進駐的正確崗位。神聖的和諧籠罩我們所有人，而我們以最有成效且愉悅的方式凝聚起來。

　　正是這種愛的行動，將我們帶到了這個特定的位置。神聖的正確行動在我們業務的每個層面展開，透過神的智慧創造出我們的產品與服務。我們滿懷著愛投入工作，而能夠從我們的工作受惠的人，則在神的關愛下來到我們身邊。

　　我們釋出了與埋怨或譴責有關的所有舊模式，因為我們知道，內在的意識會形塑我們在商業世界的外在處境。我們明白並宣告，依據神聖的原則我們能夠成功經營事業，我們由愛出發，運用心智工具來豐富我們的人生和體驗。我們拒絕在任何方面受到人類思維的限制，神的心智是我們的營運顧問，制定了我們從未夢想過的計畫。生活充滿了愛與喜悅，因為我們的業務出自一個神聖的點子。這就是事實。

# 我是愛

　　我們都在永恆的無限旅程中，待在地球上的歲月只是短短一瞬。我們選擇前來這個星球學習功課、促進靈性成長，並擴展我們愛的能力。到來與離開，沒有正確或錯誤的時間。我們總是在電影演到一半時上場，在電影還沒完時退場。

　　　　一旦完成特定的任務，我們就會離開。
　　　　我們來這裡學習如何更愛自己，
　　　　並與身邊的所有人分享愛。
　　　　我們來到這裡，是為了更徹底地打開我們的心；
　　　　而離開時，唯一能帶走的也只有愛的能力。

　　問問自己，如果你今天離開，會帶走多少愛的能力？

# 我有能力去創造自己的經歷

你擁有改寫人生的力量，
甚至讓你完全認不出昔日的自己。
你可以從病弱轉為健康，從孤獨轉為愛；
可以從貧困走向穩定及圓滿；
可以從內疚及羞愧轉變為自信與自愛。
你還可以從覺得自己一無價值，
變成覺得自己擁有創造力及強大的力量。

# 我正在逐漸成為自己最要好的朋友，
# 一個相處起來最愉快的朋友

　　生命是神聖的。我的心容納了全部的我——嬰兒、小女孩、少女、年輕女孩、成熟女人，以及未來的我。每一次的困窘、錯誤、傷害、創傷，我都完全接受，這些都是我人生故事的一部分。

　　我的故事包括每一次成功、每一次失敗、每一個錯誤及每一個真實的見解，所有這些都非常珍貴，具備我不需要去計算清楚的價值。有時候，我人生故事的痛苦情節，可以幫助其他人理解他們自身的痛苦。當別人和我分享他們的痛苦時，我深切地憐憫他們。我現在將同樣的憐憫用在自己身上。我知道，發生在我身上的所有一切都是可以接受的，這樣的覺知，讓我輕鬆了下來。

# 我開心地為生命付出，
# 生命也用愛回饋我

你知道富足與感恩是相伴共生的嗎？宇宙是慷慨的施予者，喜歡得到我們的感恩。讓我們一起來練習以下的肯定語：我開心地為生命付出，生命也用愛回饋我。

1. 早上醒來一睜開眼睛，就對自己說以下的肯定語：早安，床。感謝你給我的溫暖與舒適。親愛的（你的名字），這是受到祝福的一天。一切安好。

2. 繼續躺在床上幾分鐘，輕鬆一下，想想所有值得你感恩的事情。

3. 起床後，先走到浴室的鏡子前面，深情地注視著自己的眼睛。把你想要感激的對象當成肯定語說出來：我感激自己的笑容這麼美；我感激今天覺得很健康；我感激今天要出門上班，有工作可以做；我感激今天要見面的朋友們。

4. 今天每次經過鏡子時都要停下來，將你當下要感謝的事用肯定語方式說出來。

# 不管我去哪裡，
# 都會得到溫暖又友善的對待

我與生命同在，所有生命都愛我、支持我。
因此，我為自己要求有一個快樂、充滿愛的朋友圈。
無論是獨處或在一起，
我們每個人都有像這樣的好時光。

我既不是我的父母，也不是他們兩人之間的關係。
我就是我，獨一無二的我。
只有支持我、滋養我的人能夠進入我的世界。
不管我去哪裡，都會得到溫暖又友善的對待。
我值得擁有最棒的朋友，
而且允許生活充滿愛與喜悅。
這是我存在的真相，我接受事實如此。
在我友好的世界裡，一切安好。

# 我真心地為別人的好運而高興

不要怨恨或嫉妒別人比你擁有更多，
這種心態會阻擋你的富足到來。
不要批評別人選擇的花錢方式，因為這與你無關。
每個人都受到自己的意識支配，
所以只要管好自己的想法。
祝福他人的好運，並且明白運氣非常多，
足以分配給所有人，也包括你。

# 我以真理與和平為依歸

發自你內心美好、充滿關愛的那部分,來愛你真實的樣子,明白你確實是生命神聖、偉大的具體顯現。無論外在發生什麼事,你都要回歸本心。你有權保有你的感受,有權保有你的看法。你就是你,好好愛自己。下功夫去打開你的心,雖然有時這樣做會讓你害怕,因為你得到的答案可能和朋友希望你做的完全不同。但是,你心裡很清楚,怎麼做才是對的。如果你遵循這種內在智慧去行動,就會與自己的本質和平共處。

支持自己的正確選擇。一旦有疑慮,就問自己:「我的起心動念,是來自內心裡的愛嗎?這個決定對我有利嗎?適合現在的我嗎?」有朝一日,也許一天後、一週後或一個月後,你這個決定可能不再適用,此時再改變就行。每時每刻都要問自己:「這適合我嗎?」然後說:「我愛自己,我正在做出正確的選擇。」

# 不管面臨什麼挑戰，
# 我知道自己是被愛的

如果生活中遇到了任何不愉快，

立刻對著鏡中的自己說：「無論如何，我都愛你。」

事情來來去去，但你對自己的愛始終如一，

而這是你這輩子最重要的人格特質。

發生了好事，也可以對著鏡中的自己說：「謝謝。」

認可是你自己創造了這個美好的經驗。

# 我給自己充裕的時間來度過哀傷

### ◆ 關於死亡與哀傷的肯定語 ◆

死亡是開啟新生命的門戶。

我平靜地接受哀傷的過程，

平靜地接受所愛的人離世，

我給自己充裕的時間，來度過哀傷。

我們的靈魂永遠不可能被奪走，

因為它是我們永恆存在的一部分。


死亡是生命的自然歷程，

每個人都在最完美的時空序列中離世。

我知道無論我在哪裡，我都是安全的，

生命愛我，也完全支持我。

我們的精神與靈魂不死，

始終都是安全的，可信賴的。

我讓愛綻放光芒，以安慰自己和他人。

沒有所謂的死亡，只是改變存在的形式罷了。

# 用積極、正面的方式
# 思考和說話

　　當你說「我還沒準備好」時，是你的靈魂或你的小我在說話嗎？我們很多人在接觸新事物或開展新生活時，例如結婚、生孩子、創業、寫書或公開演講，都會冒出這樣的想法。但你真的還沒有準備好嗎？如果是，就去找個得力的幫手；如果不是，就請你的小我放輕鬆，放手讓你的靈魂來指引你。

　　終其一生，我們都會想「我還沒有準備好」，然後有一天，情況突然變了。我們不再認為「我還沒有準備好」，而是換成了「我太老了，老到不能……」這又是誰說的，是你的靈魂或是小我？你的靈魂到底幾歲？你真的太老了嗎？還是你覺得自己不配、害怕或有其他原因？當你觀察自己的想法時，請停止自我批判，這樣你才能看到自己真正的想法。

　　「想法就只是想法。」露易絲說道。「如果你不是用靈魂的心智思考，就是用小我的心智思考。」

# 先要愛自己，
# 才能開始積極改變

　　我的靈性成長常常以奇怪的方式出現。它可能是一次偶然的邂逅、一場意外、一次身體不適，或是失去所愛的人。我內心裡有某個東西會驅策我追隨著它，或是強力制止我繼續以同樣的方式生活。在靈性成長方面，每個人的方式都不太一樣。

　　我的靈性成長，發生在我必須為自己的生命負責的時候。這給了我內在的力量，足以改變我自己。靈性成長不是去改變別人。

　　一旦人們準備好不再扮演受害者的角色，懂得寬恕、走進新生，就會經歷靈性成長的重大改變。不過，這樣的過程不可能在一夜之間發生，而是一段逐漸開展的過程。先要愛自己才能打開靈性成長的大門，而改變自己的真誠意願，則是促使改變發生的催化劑。

# 我尋求的一切，
# 都已經在我之內

你的安全保障，不是來自你的工作、
你的銀行存款、你的投資、你的配偶或父母。
你的安全保障，是來自你與宇宙大能連結的能力。

我喜歡想像在我身體裡呼吸的大能，
就是供應我一切所需的大能，
而且取用同樣容易又簡單。

宇宙豐饒又慷慨，從宇宙得到所需要的一切，
是我們與生俱來的權利，
除非我們寧可相信沒有這回事。

# 我住在一個友善的宇宙

　　「你對友善宇宙的觀念有什麼看法？」羅伯特・荷登問露易絲。

　　她停頓了一下，在心裡玩味這個問題。「我覺得這是很好的觀念。」她笑著回答。

　　「宇宙是友善的嗎？」他問露易絲。

　　「想找出答案，只有一條路可走。」她說。

　　「哪一條？」

　　「就是說 Yes。」她笑著說。

　　「什麼意思？」

　　「如果你說 No，就永遠不會知道宇宙友不友善。」露易絲說。

　　「因為如果你說 No，就沒有機會看到宇宙的善意。」

　　「就是這樣。相反的，如果你說 Yes，就有可能看到。」

　　「全看你的回答是什麼。」

　　「答案就在我們身上。」露易絲說道。

# 我樂於接受美妙的新改變

　　這個世界無比豐饒，正等待著你去體驗。如果你知道這個世界有你花不完的錢，有你認識不完的人，有你想像不到的快樂，你就有機會擁有所需要和所渴望的一切。如果你追求的是你的至善，那麼就相信內在的力量會讓你如願。對自己、對別人都要誠實，不要欺騙，連一點點都不行，否則這些惡行會回到你身上。

　　無限智慧雨露均霑，它永遠都會對我們說 Yes。發生在你生命中的所有體驗，都不要心生排斥，只要對它們說 Yes。敞開心扉去接受所有好事，對你的世界說 Yes。這樣做，你的機會及富足將會增加百倍。

# 每件事都在完美的時空序列中發生

我相信每個人來到這個星球，

都是為了學習某些功課。

一旦完成任務，我們就會離開。

每一世的駐留時間都不同，

有些課程可能很短暫。


無論我們以何種方式離世，或何時離開，

我相信全都是靈魂的選擇，

並會在完美的時空序列中發生。

靈魂會在我們的大限來臨時，

讓我們以最合適的方式離開。

一旦我們能看見生命的全局，

就不可能對任何一種離世方式有所評判。

# 花時間用心吃飯，好好享用每一餐

## ◆ 關於用餐的肯定語 ◆

我感恩有這麼棒的食物。

我的身體喜歡我為每一餐選擇完美的食物。

所有的餐點都是和諧的。

我喜歡花時間用心吃飯，好好享用每一餐。

豐富的營養，為接下來的這一天做好了充分的準備。

每一口食物，都會療癒並強化我的身體。

用餐時間是快樂的，全家人帶著愛歡聚一堂。

我用愛祝福所有食物和我的身體，

當我的身體飽足時，我會傾聽。

我會一邊進食，一邊傾聽身體。

進食時，我會留意所有的感官。

這些食物療癒了我。

我的味蕾天天都在變化——

我不再渴望不能滋養我的食物。

我傾聽我的食慾，

它引導我做出充滿愛且富有營養的選擇。

我願意慢下腳步，

花這個時間來滋養自己。

# 自由是我的神聖權利

　　我們生活在這個星球上，有完全的選擇自由。我們用心智來選擇，沒有我們的允許，任何人、地、事物都不能代替我們思考。在我們的心智中，只有一個人可以思考，那就是我們自己。我們在心智中完全自由。我們選擇的想法與信念，有能力可以完全翻轉現在的處境。

我可以自由地抱持著美好的想法。

我穿越過去的限制，迎向自由。

我正在轉變，變成我被創造出來的真正樣子。

# 我樂於接受宇宙的所有好事與富足

　　我每天會至少一次，坐著張開雙臂，然後說：「我把心打開，樂於接受宇宙的所有好事與富足。」這會給我一種擴展的感覺。

宇宙只能把我意識中的東西送來給我，
而我永遠可以在意識中創造出更多東西。
意識就像是宇宙銀行，
當我透過覺知來提高自己的創造力時，
就等於增加了自己在宇宙銀行的心靈存款。
冥想、自我療癒及肯定語都是心靈存款。
讓我們養成天天存款的習慣。

# 我在宇宙裡是安全的，
# 所有生命都愛我、支持我

星星、月亮、太陽都以完美的神聖秩序運行，
它們的軌道帶著秩序、節律及目的。
我是宇宙的一部分；因此，
我的生命也帶有秩序、節律及目的。


有時候，我的人生會變得混亂，
但我知道混亂的背後，存在著神聖的秩序。
當我釐清思緒、記取教訓，
混亂就會消失，生命又恢復秩序。
我相信自己的人生確實契合完美的神聖秩序。
在我的世界裡，一切安好。

# 我生活在所有的可能性中

　　跟著我一起說：「我生活在所有的可能性中。有我在的地方，只有好事發生。」花些時間想想這些話。所有好事，不是一些好事，也不是有些好事。當你相信凡事都有可能時，就會敞開心胸去接收到每個生活領域的答案。

　　我們就置身在所有可能性之中，所有一切都是由我們個人及人類群體決定。為了尋求安全感，我們要不是在自己周圍築起高牆，就是把圍牆拆掉，然後完全放開自己，允許所有的好事進入我們的生活中。

　　從現在開始，客觀地觀察自己。注意你的內在狀態，你有什麼感受、你出現什麼反應、你相信什麼，而且要允許自己觀察時，不要夾帶評論或批判。等你做到這一點後，就會在所有可能性中活出你想要的人生。

# 我感恩生命，從現在到永遠

在我本質的核心深處，有一口無窮無盡的感恩之井。我現在允許感恩之情填滿我的心靈、身體、心智、意識，以及我的存在。這種感恩從我身上向四面八方擴散出去，觸及我世界裡的一切後又回到我身上，因此我又有更多可以感恩的事物。我越是感恩，越能覺知到供應是無限量的。流露感恩之情讓我感覺良好；這是表達我內在喜悅的一種方式。感恩，是我生活中一種溫暖又鬆軟的感覺。

我感恩自己及身體，感恩我有視覺、聽覺、觸覺、味覺及嗅覺等感官能力。我感恩我的家，我用愛好好維護它。我感恩家人及朋友，很高興能有他們作伴。我感恩我的工作，隨時隨地全力以赴。我感恩自己的才華和能力，讓我得以持續揮灑才華，從中得到滿足。我感恩我的收入，知道不管我走到哪裡，都會成功和富足。我感恩過去的所有經歷，因為我明白它們是靈魂成長的一部分。我感恩大自然的一切，並尊重所有生物。我感恩今天，也感恩明天的到來。

我感恩生命，從現在到永遠。

# 我優雅地付出，也優雅地接受

　　感恩與接受就像強力磁鐵一樣，每時每刻都會把奇蹟吸引過來。讚美是隨著成功而來的禮物，我已經學會優雅地接受讚美。如果有人稱讚我，我會微笑著說：「謝謝。」

　　每一天都是生命賜予我們的神聖禮物，我張開雙臂去接受宇宙提供的所有富足。不論白天或黑夜，我都可以在任何時間讓富足進來。

　　宇宙以各種可能的方式支持我。我生活在一個充滿了愛、豐盛及和諧的宇宙裡，而我心存感恩。然而，人生路上，有時宇宙給予我的，因為我的處境艱難而無以回報。我也記得很多人在我無法報答他們時，給了我極大的幫助。幸運的是，後來我有很多機會幫助他人，這就是生命的運行之道。此時此刻的富足及感恩，讓我感到放鬆與欣喜。

# 晚年，才是我的黃金歲月

　　把晚年視為生命的一個豐收時期、一個最有價值的報償階段，是我們需要在意識中建立的人生理想。我們要知道無論活到幾歲，未來始終都是光明的。只要改變觀念，就能做到這一點。

　　現在是時候消除對老年的可怕想像了，我們的想法也應該進行一次量子跳躍了。首先，在平日的用語裡把「老」字拿掉，讓地球變成一個長壽者依然活得年輕的星球——而且預期壽命再也不是一個有限數字。我們要把自己的晚年，變成人生的黃金歲月。

# 讓我們一起生活在療癒世界

　　就個人來說，我可以為這個星球做很多好事。有時，我會為理念採取實際的行動或用財力支援；有時，我則用念力來協助療癒這個星球。聽到哪裡發生災難或毫無意義的暴行，我會積極、正面地使用心智的力量。我知道，假如我向應該承擔責任的人發送憤怒的意念，完全無助於療癒。所以我會立刻用愛來包覆整個事件，並認可這個事件最終只會產生好的結果。

　　我發送正面能量並做觀想練習，在觀想中看到整件事以最快速度平息，並且找到了對每個人都最好的解決方案。我會用愛祝福作惡的人，並肯定蟄伏在他們內心的愛與慈悲會浮現出來，讓他們也獲得療癒。只有當所有人都得到療癒和圓滿，我們才能一起生活在一個療癒世界裡。

# 我的療癒之旅，從正面想法開始

### ◆ 克服身體不適的肯定語 ◆

我愛自己的身體。

我的身體喜歡健健康康。

我感謝自己優秀的身體。

我傾聽身體發出的訊息。


我身體的每個細胞都是被愛著的。

我知道如何照顧自己。

我比以往任何時候都要健康。


我與生活的每個面向都和諧共存。

我用愛來為自己創造完美的健康。

我滿足身體每個層面的需求，

以得到最佳的健康狀態。

# 每個地方、每個人都善待我

在我無限生命的這一世中，
一切都完美、圓滿且完整。
我與創造我這個人的力量同在。
我完全敞開自己，接受宇宙澎湃的富足之流。
我所有的需求和欲望
在我開口要求之前，就已被滿足。

我受到神的指引與保護，
做出對自己有益的選擇。
我為別人的成功而高興，
因為我知道成功的機會很多，
足夠分給每個人。

我不斷提高自己對富足的意識，
而這也反映在不斷增加的收入上。
每個地方、每個人都善待我，
在我的世界裡，一切安好。

# 生生世世來來去去，而我永恆存在

　　我自在地放下過去，相信每一個歷程的生命。我把過去的傷痛關在門外，原諒每個人，包括我自己。我觀想前面有一條溪流，我把這些陳年經歷、過去的傷痛都放進溪流裡，看著它們開始溶解，順流而下，直到完全消散無蹤。

　　我自由了，在我前塵往事裡的那些人也自由了。
　　我已經準備好向前走，展開一直在等我的新冒險。
　　生生世世來來去去，而我永恆存在。
　　我生氣勃勃，充滿活力，
　　無論從事哪一種活動，都是如此。
　　愛包圍著我，從現在到永遠。這就是事實！

# 我把情感帶進了我的生命，
# 並坦然接受

——⚜——

我與生命是一體的，所有生命都愛我、支持我。
因此，我要求在自己的世界裡要有愛及親密關係。
我值得被深深愛著。


我不是我的父母，也不是他們的關係模式。
我是獨一無二的，我選擇創造並維持
長久而深厚的感情關係，一段能在各方面都滋養
及支持我們兩人的關係。我們非常契合，
能把自己最好的一面展現出來。
我們很浪漫，彼此是最要好的朋友。
我很高興擁有這段長長久久的感情。


這是我存在的真相，我接受事實如此。
在愛的世界裡，我一切安好。

# 我是個美麗又成功的人，
# 這就是事實

　　我內建成功的所有要素，就像小小的橡實中蜷縮著一整棵橡樹。我根據自己此時此刻的狀態，設定我做得到的標準。我鼓勵並表揚自己的進步。我可以放心地從每個經驗中學習，即便過程中犯錯也無妨。

　　這就是我不斷獲得成功的方法，從這個角度來看，就會發現處理事情時，每天都會比前一天更容易一些。當失敗出現在我眼前，我不再逃避；相反的，我承認這是給我的教訓。我不給失敗任何力量。整個宇宙中只有「一」的力量，而這股力量不論做什麼事，都會百分之百成功。「一」的力量創造了我，因此我早就是個美麗又成功的人了。

# 和諧圍繞著我，衝突遠離我

　　我們每個人的存在都是一種神聖想法的表達，是透過「一心」以和諧形式呈現出來的。我們會走在一起，是因為需要在彼此身上相互學習。人們會相遇，都是有目的的，因此沒必要抗拒，也沒必要為發生的事情而責怪對方。

　　我們可以安心地學會愛自己，並從這段經歷受益及成長。我們選擇一起合作，把和諧帶進正在做的工作以及每個生活領域中。我們做的每件事都是基於一個真相──也就是我們存在的真相與生命的真相。

　　神聖的正確行動，每天都時時刻刻在引導我們。我們在正確時間說正確的話，隨時都採取正確的行動。每個人都是和諧整體的一員。當一群人歡喜地合作時，滿足又有效率地互相支持、彼此鼓勵，便會凝聚成神聖的綜合能量。我們在工作及生活上的各個領域都是成功的，具備健康、快樂、愛、喜悅、尊重、支持，以及平和地對待自己和他人。就是這樣，這就是事實。

# 我從匱乏的思維轉變為富足的思維

　　很多人都在為經濟憂心，認為目前的經濟形勢不是讓他們大賺一筆，就是虧損連連。然而，經濟盛衰起伏的波動並不是新鮮事。因此，不管外面世界發生什麼事，或是其他人做了什麼而造成經濟變動，都不重要。我們不是因為經濟因素才停滯不前。不管外面世界如何，唯一要緊的，是你對自己的信念。

　　如果你害怕無家可歸，就問問自己：「在我心裡，哪裡沒有歸屬感？有哪些地方會讓我覺得被遺棄？我要怎麼做，內心才會平靜？」所有外在的經歷，其實都在反映你內在的信念。

　　「我的收入不斷增加」是我一直在用的肯定語，另一句我喜歡的肯定語是「我超越了父母的收入水準」。比父母更會賺錢是你的權利。既然現在物價比以前高，收入增加幾乎是必要的。女性在這個課題會經歷更多衝突，女性通常會認為自己的收入很難或無法超越父親。首先，她們必須克服覺得自己沒有資格、不配、不值得的負面感受，才能接受豐厚的進帳，而這本來就是她們的神聖權利。

# 我左右逢源、事事成功

許多人對富足和金錢都有消極或負面的信念，其中很多都是他們從小就被灌輸的觀念，但既然已經長大成人，就可以拿回主控權，扭轉過時的信念來改善生活。讓我們一起來練習下面的肯定語：

我現在原諒那些曾經在我小時候，
因為自己的無知而灌輸給我負面及錯誤觀念的人。
我愛我的父母，我現在卸除了他們陳舊的、
自我設限的思維模式。我現在宣告，
這些肯定語是我對自己及生命的新宣言及真實信念。
我接受這些肯定語就是真相，
而我知道自己配得上這個世界的所有好事。

以下有更多的肯定語供你參考，你可以抄寫到紙上，擺放在你會時常看到的地方，時常念誦，效果會更好。

今天，我是富裕的。
如果我的家人以及跟我一起長大的朋友
仍舊相信那些自我設限的信念，也沒關係。

他們沒有必要跟我一起成長。

這個世界上的金錢比沙子還要多。
神喜愛那些會善用才華與能力，
並以愛的方式來致富的人。

我是重要的，對自己、對生命都是如此。
宇宙深深地愛著我、珍惜著我。
當我越來越成功、越來越富足，
就可以從一個社會階層自由地移動
到另一個社會階層，
完全不必有罪惡感或恐懼。

# 我愛你，
# 是我每天跟自己說的第一句話

　　早上的第一件事與晚上最後一件事，我要你看著自己的眼睛說：「我愛你，我真的愛你。我接受真實的你。」一開始可能很難說出口，但堅持下去，這些肯定語很快就會成真，是不是很有趣?!

　　你會發現，當你漸漸能夠愛自己，就會越來越尊重自己，而當你察覺自己有哪裡需要改正時，也會明白這樣做是正確的，於是更容易做到。愛不假外求，它始終都在你之內。你越是愛自己，別人就越愛你。

<blockquote>
所以，選擇用新的想法來看待自己，<br>
選擇用新的言語來跟自己說話，<br>
告訴自己你有多優秀，<br>
值得擁有生命所給予的所有好事。
</blockquote>

# DAY
# 344

## 我選擇讓自己的餘生
## 成為一生最棒的時光

　　自我設限的信念永遠都會否定我所渴望的好事,因此我選擇遠離那些想法。我鄭重聲明,在我意識裡的每一個負面思維模式現在都被清除、抹去及放下了。我的意識現在只有開心、積極、充滿愛的思維模式,這些新模式能夠促進我的健康、財富及正面的人際關係。負面的思維模式讓我害怕失去、害怕黑暗、害怕受到傷害、害怕貧窮,現在我要全面釋出這些模式。同樣的,對於那些曾經帶給我痛苦、孤獨、自虐、覺得自己不配、任何負擔或損失的信念,我現在也要一併釋出,還有殘留在我意識黑暗角落的、一直徘徊不肯離去的其他荒謬想法,我也要釋放出去。

　　我現在可以自由地讓好事在我生命中顯化。我為自己宣告,我要擁有最富足及最圓滿的人生:豐沛流動的愛、大量的富足、生氣蓬勃的健康、源源不絕的創意,以及環繞在我周圍的和平。以上這些「好事」我都受之無愧,現在我都願意接受,並成為我的永久狀態。我與「一」的無限生命一起創造,而所有可能性都在我面前。

# 我永遠歡迎並接受新的收入來源

　　我們要放下「固定收入」的自限性心態。不要堅持你「只有」固定的一份薪水或收入，因為這會限制了宇宙對你的施予。薪水或收入只是錢財的渠道，而不是錢財的源頭。你的供給始終只有一個源頭，也就是宇宙本身。

　　生財渠道有無限多種，我們必須先向它們敞開自己，不要心生排斥。我們的意識必須接受供應可以來自任何地方，哪裡都有可能是我們的新財源。如果走在街道上，幸運地撿到一枚硬幣，我們只要向源頭說：「謝謝！」新的生財渠道或許不大，但它會慢慢打開。

對於新的收入、新的財源，
我都抱持著開放態度。
現在，我從意料之中與意料之外的來源獲得好處。
我是一個不受限制的存在，
以無限的方式接收著無限的源泉。

# 我愛自己的心智，
# 我的心智也愛我

　　暫停一下，注意你正在想什麼。當下你想的是什麼？如果想法能夠塑造你的生活及經歷，你想讓這個想法成真嗎？假如你的想法充滿了擔憂、憤怒、傷痛及報復，而最終這些念頭卻回過頭來報應在自己身上，你會怎麼想？想要有一個快樂的人生，我們就必須先有快樂的想法。無論我們是在精神上或口頭上發送出訊息，最後都會以類似的形式再回到我們身上。

　　花點時間聽聽你所說的話，如果同一句話你說了至少三遍，就把它寫下來。一週後再來看看你的紀錄，你會發現你所說的話都符合了你後來的經歷。想要轉變生命，你要有改變言語和想法的意願；要駕馭人生，先要駕馭你對用語及想法的選擇。除了你自己，在你的心智中，沒有其他的思考者。

# 我有資格擁有好感覺

生命非常簡單。我們的思維模式及感受會創造我們的經歷，我們對自己與生活的信念，會成為我們的現實。想法只是串連在一起的字，本身不具任何意義，所有的意義都是我們賦予的。我們的心智一遍又一遍地聚焦在負面的訊息上，讓想法有了意義。

我們如何處理感覺及情緒，也很重要。要把感覺及情緒發洩出來嗎？要懲罰別人嗎？悲傷、寂寞、愧疚、憤怒、恐懼都是正常的情緒，但如果讓這些情緒接管我們的主導位置，生活就會成為情緒的戰場。

你可以透過鏡子練習、愛自己、正面的肯定語來滋養自己，緩解你此刻感受到的焦慮。你認為自己值得擁有平靜、縣長的情感生活嗎？

讓我們一起練習以下的肯定語：*我釋出意識中所有抗拒對我好的模式。我有資格擁有好感覺。*

# 我超越了所有限制

我用愛的圈圈環繞所有家人，包括在世的及過世的。
我肯定美好及和諧的共同體驗，
對我們全家人都別具意義。

在無條件的愛所組成的永恆網絡中，
我是其中一分子，對此我感到很幸福。
在我之前的祖先們已經竭盡所能地，
將他們的知識與理解傳遞了下來，
而尚未出生的孩子將會面對新的挑戰，
並以自己將會具備的知識與理解來努力克服挑戰。

每一天，我都更清楚自己的任務，
那就是放下過時的家族限制，喚醒神聖的和諧。

# 我已經長大了，
# 懂得用愛照顧我的內在小孩

### ◆ 教養內在小孩的肯定語 ◆

我愛現在的自己。

我用愛擁抱我的內在小孩。

我願意超越自己的限制。

我為自己的人生負責。我是自由的。


我已經長大成人，要用愛照顧我的內在小孩。

我現在超越了過去的恐懼和限制，

與自己及自己的人生和平共處。

我可以安心地表達我的感情。

我愛自己、認同自己。

現在的我正在創造自己的未來。

# 等待我的只有好事

當你跟露易絲・賀待在一起時，就會發現她練習肯定語不是說一說而已，還會身體力行。她不是只在早上念個十分鐘的肯定語，然後就像以前那樣過日子。相反的，她會一整天把寫著肯定語的小抄隨身攜帶著，為了幫自己，她還在家裡的幾個地方擺置肯定語的標語：在浴室的鏡子上貼著「生命愛我」，在走道的一個電燈開關上貼著「一切安好」，而在廚房的牆壁上可以看到「等待我的只有好事」。至於放在車子上的肯定語則是：

我為生命中的每個人帶來祝福與富足，
而我生命中的每個人也為我帶來祝福與富足。

# 知道生命隨時都會支持我，
# 我感覺很輕鬆

　　在宇宙中，我既不孤獨，也沒有被遺棄。所有生命時時
刻刻都支持著我，不分晝夜。我圓滿人生的一切需求，宇宙
都已經為我準備好了。只要我活著，就有足夠的空氣供我呼
吸，有豐富的食物供我食用，有千千萬萬人可以跟我互動。
我感受到的支持，無所不在。

我的每一個想法，都會反映在我的經驗中。
生命總是對我說 Yes。
我所需要做的，就是帶著喜悅、快樂及感激
接受這樣的豐盛與支持。現在，
我要放下意識中所有抗拒對我好的模式或信念。
生命愛我、支持著我。

DAY

## 352

# 我們來到這裡，
# 是為了祝福彼此、互相成就

　　要把錢吸引過來，其中一個方法就是捐獻。將收入的十分之一捐出去（十一奉獻），這是長久以來公認有效的原則。我喜歡把十一奉獻當成是對生命的回饋，而且我發現這樣做似乎更能吸引成功及富足。

　　在你追求提高生活品質的過程中，有什麼人或什麼事滋養了你？這就是你展開十一奉獻的完美起點。如果你沒興趣讓某個教會或某個人成為捐獻的對象，還有許多非營利組織可以選，把你的捐款用來造福別人。你可以花點時間研究一下這些組織，挑一個最適合你的機構。人們常說：「等我有錢了再捐款。」當然，等他們有了錢，還是一毛不捐。如果你打算捐款，就從現在開始，讓福氣四處流動。然而，如果你做十一奉獻或捐款的初心，是為了撈回更多利益，就誤會奉獻的意義了。這筆錢只能是不帶私心的大方給予，否則不會有任何效果。

因為生活善待了我，
我樂於透過各種管道去回報生活。

# 我居住的宇宙，總對我說 Yes

　　我發現只有兩種心智模式會引發身體不適，一種是恐懼，另一種是憤怒。憤怒可以表現為不耐煩、煩躁、沮喪、批評、怨憎、嫉妒或痛苦等各種形式，這些都是會毒害身體的想法。當我們釋出這個心理負擔，身體內的所有器官就會開始正常運作。恐懼的情緒可能會以壓力、焦慮、緊張、擔憂、疑慮、沒安全感、覺得自己不夠好或不配等形式表現出來。其中有哪一項引起你的共鳴呢？如果要療癒自己，我們務必要學會以信心取代恐懼。

　　那麼，要對什麼有信心？要相信什麼？答案是生命。我相信我們都住在一個總對我們的要求說 Yes 的宇宙。不論我們選擇相信什麼或想什麼，宇宙總是對我們說 Yes。如果我們想著貧窮，宇宙會說 Yes；如果我們想著繁盛，宇宙同樣會說 Yes。因此，我們要想著自己擁有健康的權利，並相信事實就是如此，那麼健康就會是我們的自然狀態。宇宙會支持我們，並對我們的信念說 Yes。做一個說 Yes 的人，要知道你生活的是一個說 Yes 的世界，隨時都有一個說 Yes 的宇宙在回應你。

# 在我的世界裡，一切安好

在我無限生命的這一世裡，
一切都完美、圓滿且完整。
我們每個人，包括我自己，都以對我們
有意義的方式體驗生命的豐饒與充實。

我現在用愛看待過去，並選擇從過去的經驗學習。
沒有對或錯，也沒有好或壞。
過去的已經過去了，只能體驗當下這一刻。
我愛我自己，從過去到現在。

我努力分享，也分享真實的自己，
因為我明白在聖靈之內，我們都是一體的。
在我的世界裡，一切安好。

# 我愛這個星球，
# 用願景來打造一個新世界

　　把這個世界想像成一個適合居住的好地方，你在觀想中，看到了所有的身體不適、疾病都已經不存在，所有的醫院都變成了公寓大樓。你看到犯人接受了如何愛自己的教導，成為負責任的公民，然後刑滿出獄。你看到教會把罪與罪惡感的概念從教義中移除，你還看到政府把照顧人民當成第一優先的責任。

　　在觀想中，你走到了戶外，感受到潔淨的雨水飄落下來。雨停時，你看到美麗的彩虹出現了。注意一下陽光有多燦爛，空氣有多清新。你看到河川、溪流、湖泊水光瀲灩，也留意到植物欣欣向榮。森林裡長滿了樹木，鮮花、水果、蔬菜都豐收，隨處可見。

　　然後你去了其他國家，看到所有人都過著和平又富足的生活。看到人們放下槍械，所有人和睦共處。評斷、批判、成見都已成了過往雲煙，你看到邊界崩解，分裂狀態消失。你看到所有人都凝聚在一起，看到我們的地球母親得到了療癒、重獲完整。

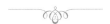

　　雖然你只是在心智中觀想了這樣的新世界，但事實上，你正在參與創造這個新世界。你的力量強大，你真的舉足輕重。活出你的願景，走出去，盡你所能地去實現這個願景。神祝福我們所有人。這就是事實。

# 我愛自己，也愛別人，
# 並允許別人愛我

　　讓我們敞開心扉，以愛、支持、關懷去接納每個人。讓我們把這份愛，轉送給路邊無家可歸、無處可去的街友。讓我們與那些正在生氣、害怕或痛苦的人分享我們的愛。讓我們把愛送給正在離開這個星球的人，以及已經離開的人。

　　跟每個人分享我們的愛，不要管他們是否接受。讓我們把這整個星球放在心上，包括所有動物、植物及所有人。那些令我們氣憤、挫敗的人，那些不按照我們心意行事的人，還有那些行為被稱為邪惡的人，我們要把這些人也放在我們心上，這樣他們就能在安全感中開始去辨識出他們的真正身分。

　　想像你看到和平遍及整個星球，並理解你正在為和平貢獻一己之力。為了你有能力採取一些積極正面的行動來幫忙，你覺得自己十分幸運。承認自己有多棒，這就是你存在的真相。事實也是如此。

# 將地球打造為人間天堂

　　我們是由重視靈性的靈魂所組成的社群，聚集在一起分享與成長，並將我們的能量散發到世界各地——分開時，每個人都可以自由地追求自己的活動；聚集在一起時，則能夠更圓滿地實現各自的目標。我們被引導著在地球上建立新天堂，而與我們志同道合的人則跟我們一樣，都想向自己及別人證明，現在就可以擁有這個新天堂。

　　我們和睦地生活在一起，滿懷著愛心，並在生活中彰顯神。在我們建構出來的世界裡，培養靈魂成長是最重要的活動，而這是個人的修練。不論我們選擇什麼領域，都有足夠的時間和機會去發揮創意。我們所需要的一切，將可以透過內在的力量傳達。沒有病痛、沒有貧窮、沒有犯罪，也沒有欺騙，這個未來的世界開始於現在，就在這裡，集合我們所有人之力。這就是事實。

# 我觀想世界成為一個神奇的愛之圈

將今天與每一天都想成是學習的時間，
也是一個新的開始。
這是改變與成長的機會，
開啟新層次的意識，
從新的觀點和新的思考方式，
去觀想我們夢寐以求的世界。
我們抱持的願景，
可以共同協助創造出這樣的世界。

# 我是散發愛之光的存在

在我生命核心的深處，有無限量的愛。
那些愛無窮無盡，這一生我都用不完，
因此我不必吝惜，總是可以大方去愛。

愛會傳染，當我分享愛，愛會成倍還回來。
我付出的愛越多，擁有的愛就越多。
我來到這個世界，是為了做一個愛的施予者。
我帶著滿腔的愛來到這裡。

即便我一生一世都在分享自己的愛，
當我離開地球時，我依然有一顆快樂、鼓脹的心。
如果我想要更多的愛，
只要努力付出愛就行。
愛如是，我如是。

# 今天，我讓愛的力量流經我

　　讓時光倒流，記起兒時最棒的那一年聖誕節。讓回憶湧上心頭，一切歷歷在目。記起當時的情景、氣味、味道及觸感，以及在場的那些人。你當時做了些什麼？假如你小時候從未有過愉快的聖誕節，那就自己編一個，一個完全按你意願來安排的聖誕節。

　　當你想著這個特別的聖誕節時，注意你的心是敞開的。或許那一年的聖誕節，最美妙的就是充滿愛的那種氛圍。現在，就讓愛在你身體流動。把所有你認識與關心的人都放在心上，用這一份愛來包圍著他們。

　　要知道，你可以隨身攜帶著這種特別的聖誕之愛去到任何地方，時時擁有，而不僅是在聖誕節。

<blockquote>
你是愛，你是靈，<br>
你是光，你是能量。<br>
事實確實如此。
</blockquote>

# 我心裡的愛，足以療癒整個星球

你有足夠的愛來愛這整個星球，而這樣的愛從你開始。首先，肯定「生命愛我，我愛生命」。大聲說出來，並且說上幾遍。接著完成下面的句子：「此刻，生命愛我的一種方式是……」算算你多有福氣。如果你覺得這道填充題難以回答，先認可你有接受的意願，然後敞開自己的心，去接受所有的幫助。

練習以下的肯定語：今天我將迎來更大的好事。我隨處都可遇見好事，而且我是安全的、受到保護的。

祝福你愛的每個人，今天都有美好的一天。為他們說肯定語：生命愛你。祈禱他們會知道自己是受到祝福的，並意識到關於自己的基本真相——我是被深深愛著的。真心為他們的成功、富足、良好的健康及好運氣感到高興。記住，如果你想要家人愛你、接納你，你就得愛他們、接納他們。

練習以下的肯定語：我樂見每個人幸福，因為我明白幸福滿人間，人人都有份。

# 生命愛我們，我祝願
# 每個人今天都可得到無限的祝福

　　在心裡決定，今天你要祝福見到的每個人。祝福你住家的左右鄰居；祝福你在校門前時常看到的所有家長；祝福在地商店的老闆、郵差、公車司機，以及社區裡每一個熟識的人；祝福你家那條街上的行道樹；祝福你家所在的街區。練習以下的肯定語：生命愛你，願你今天可以得到無限的祝福。

　　祝福你曾經拒絕去愛的人；祝福你批評最嚴厲的人，並且送上肯定語：生命愛我們所有人。祝福你最常抱怨的人，並且送上肯定語：生命愛我們所有人。祝福你最羨慕的人，並且送上肯定語：生命愛我們所有人。祝福跟你競爭最厲害的人，並送上肯定語：生命愛我們所有人。祝福你的仇敵，好讓你從此沒了敵人，並送上肯定語：我們都是招人喜歡的；生命愛我們所有人；在愛之中，每個人都是贏家。

# 我用愛與接納的眼光來看待這個世界

　　你很重要,而你使用心智的方式會帶來不同的結果。每天向全世界送出祝福。當你認可「生命愛我,我也愛生命」,在你的意識中就設定了一個施與受的不斷循環。「生命愛我」代表接受的原則,而「我愛生命」則代表施予的原則。這兩句萬用的肯定語,支持你以同等程度付出愛及接受愛。事實上,施就是受。施予者與接受者是同一個人,因為你付出去什麼,就會收到同樣的回報;同樣的,你收到了什麼,就可以再付出去什麼。這種覺知,能幫助你在這個世界上成為一個真正有愛的存在。

　　練習以下的肯定語:生命愛我,我也愛生命。想像一下,你把整個地球都放在心裡。你愛動物、愛植物、愛海洋,也愛星辰。想像一下,你看到報紙的標題是「終結貧窮」或「地球和平」。每當你用愛祝福世界,就會跟千千萬萬志同道合的人連結在一起。今天,你看到世界正在朝著愛的方向發展。練習肯定語:我們同心協力,把世界打造成一個可以安心相愛的地方。

# 當我走向至善時，
# 我是安全的、被保護的

　　過去的已經過去了。往事來自虛無，也歸於虛無。我已經解脫了，並開始有了全新的自豪感與自我價值感。我相信我擁有愛自己、支持自己的能力，並且明白自己有能力展開正向的成長及改變。我是堅強的；我與所有生命是一體的。

我與宇宙的力量及大智慧是一體的。
神的智慧指引著我前進的每一步路。
在我走向至善時，我是安全的、受到保護的，
並且是輕鬆愉快的。

我脫胎換骨，活在自己選擇的世界裡。
我深深地感激自己所擁有的一切，
也為成為這樣的自己心懷感恩。

我在各方面都得到祝福，成功又富足。
在我的世界裡，一切安好。

# 關於人生的下一步，
# 我始終都抱持著開放態度

　　不管負面模式、病痛、糟糕的人際關係、財力困窘、自我厭惡的情況已持續了多長時間，都沒有關係。因為此時此地，我們的心智都可以做出改變。

　　我們所抱持的想法及反覆使用的言語，創造了我們到目前為止的人生經歷。但是，這全都過時了。現在，就在此刻，我們所選擇的想法和話語，正在創造我們的明天、後天、下一週、下個月、下一年……我們唯一能夠使力的時間點，始終都是當下這一刻。

　　當下就是我們轉變的起點，這樣的觀點有助於我們擺脫束縛。我們可以開始放下老舊的妄念，就在現在，只要踏出一小步，結果就會大大不同。

# 我愛生命，生命也愛我

　　這是一則愛的故事。我選擇只想那些能夠創造美好未來的積極想法，並且現在就開始。我的心越來越開闊，愛不斷從我身上流進流出，無條件的愛與接受是我能夠付出並接受的最好禮物，而我現在要把這些禮物送給自己。我正在學習生命的奧祕，並且發現生命其實很簡單：

> 　　我越愛自己，就越能感受到生命愛我；
> 　　　　我越愛自己，身體就越健康；
> 　　　　我越愛自己，生活就越愉悅。

　　我允許自己放手去做，快樂地擁抱充滿愛的飲食及思考習慣。我越是滋養自己，越是感激自己活著，能夠一次又一次地度過美好的一天，這令我由衷歡喜。這個星球上的每個人都由愛串連在一起，而愛始於我對自己的愛，然後再向所有人發送愛的訊息。愛與寬恕療癒了我，也療癒我們所有人。我的生活平衡，身體免疫力強大，我健康、圓滿，身心得到療癒。我愛生命，生命也愛我。

國家圖書館出版品預行編目資料

每一天愛自己：世界最知名身心靈出版社創辦人露易絲．賀
366 篇療癒經典收錄／露易絲．賀作；謝佳真譯. -- 初版. --
臺北市：三采文化股份有限公司, 2021.07
面；公分. --（Spirit；31）

ISBN 978-957-658-548-7（平裝）
1. 心靈療法 2. 自我實現

418.98                                          110005562

◎封面圖片提供：
Olga Korneeva／Shutterstock.com

**suncolor 三采文化集團**

**Spirit 31**

# 每一天愛自己

## 世界最知名身心靈出版社創辦人露易絲·賀 366 篇療癒經典收錄

作者｜露易絲·賀 Louise L. Hay　　譯者｜謝佳真
企劃主編｜張芳瑜　特約執行主編｜莊雪珠
美術主編｜藍秀婷　封面設計｜藍秀婷　內頁排版｜曾綺惠　校對｜黃薇霓

發行人｜張輝明　總編輯｜曾雅青　發行所｜三采文化股份有限公司
地址｜台北市內湖區瑞光路 513 巷 33 號 8 樓
傳訊｜TEL:8797-1234　FAX:8797-1688　網址｜www.suncolor.com.tw
郵政劃撥｜帳號：14319060　戶名：三采文化股份有限公司
初版發行｜2021 年 7 月 30 日　定價｜NT$480
6 刷｜2024 年 6 月 5 日

suncolor

suncolor